長引く・頑固な・つらい痛みの薬物療法 2011

運動器編

編集

米延 策雄
独立行政法人国立病院機構 大阪南医療センター 院長

菊地 臣一
福島県立医科大学 理事長兼学長、整形外科

柴田 政彦
大阪大学大学院医学系研究科疼痛医学寄附講座 教授

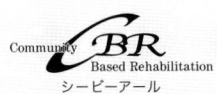

執筆者一覧

■ 編 集

米延 策雄	独立行政法人国立病院機構大阪南医療センター 院長
菊地 臣一	福島県立医科大学 理事長兼学長、整形外科
柴田 政彦	大阪大学大学院医学系研究科疼痛医学寄附講座 教授

■ 執 筆（掲載順）

菊地 臣一	福島県立医科大学 理事長兼学長、整形外科
柴田 政彦	大阪大学大学院医学系研究科疼痛医学寄附講座 教授
田口 敏彦	山口大学大学院医学系研究科整形外科学 教授
関口 美穂	福島県立医科大学整形外科学講座
紺野 愼一	福島県立医科大学整形外科学講座 教授
住谷 昌彦	東京大学医学部附属病院麻酔科・痛みセンター
竹下 克志	東京大学医学部附属病院整形外科・脊椎外科
西本 憲弘	和歌山県立医科大学免疫制御学講座 教授
史 賢林	大阪大学大学院医学系研究科器官制御外科学（整形外科）
橋本 淳	独立行政法人国立病院機構大阪南医療センター 免疫疾患センター
橋本 亮太	大阪大学大学院大阪大学・金沢大学・浜松医科大学連合小児発達学研究科附属子どものこころの分子統御機構研究センター 大阪大学大学院医学系研究科情報統合医学講座精神医学教室
安田 由華	大阪大学大学院医学系研究科情報統合医学講座精神医学教室
大井 一高	大阪大学大学院医学系研究科情報統合医学講座精神医学教室
福本 素由己	大阪大学大学院医学系研究科情報統合医学講座精神医学教室
山森 英長	大阪大学大学院医学系研究科情報統合医学講座精神医学教室 大阪大学大学院医学系研究科分子精神神経学（大日本住友製薬）寄附講座
武田 雅俊	大阪大学大学院医学系研究科情報統合医学講座精神医学教室 大阪大学大学院大阪大学・金沢大学・浜松医科大学連合小児発達学研究科附属子どものこころの分子統御機構研究センター
池内 昌彦	高知大学医学部整形外科
尾形 直則	愛媛大学医学部附属病院脊椎センター
矢尻 洋一	長岡中央綜合病院整形外科
木村 愼二	新潟大学医歯学総合病院 総合リハビリテーションセンター
川上 守	公立大学法人和歌山県立医科大学附属病院紀北分院 副分院長、整形外科 教授、脊椎ケアセンター長
松本 守雄	慶應義塾大学医学部整形外科
三潴 忠道	福島県立医科大学会津医療センター準備室 東洋医学 教授
井上 隆弥	大阪大学大学院医学系研究科生体統御医学 麻酔・集中治療医学講座
笠井 裕一	三重大学大学院医学系研究科脊椎外科・医用工学講座 教授
岡本 禎晃	市立芦屋病院薬剤科 科長

序

　20世紀を「病院の世紀」と捉える医療史観がある（猪飼 周平）。医学知識や医療技術が未発達であった19世紀、病院は福祉施設としての意味合いが大きく、いわばケアの場であった。20世紀に入り、病院の意味合いが変わった。それは、19世紀後半以降の医学知識や医療技術の急速な進歩による。治療が多くの疾病を治癒させうるものとなり、社会の発展は、あらゆる階層の人間が治療を受けることを可能にさせた。そして、キュアを目指す治療の最も効率的な場が病院であり、医療の中心となった。これが、20世紀を「病院の世紀」と言う理由である。さらにこの史観は次のことを提唱する。それは、治療志向の医療が進展する中で、「治療」と「健康」の間に深い断絶があること、例えば、疾病の治癒が必ずしも健康の回復でない、寿命の延伸が必ずしも悦楽に満ちたものでない、これらが明らかになってきたことである。

　そして、この医療史観が問いかけることは、次の医療に求められるものは何かである。治癒を目指す医療からこぼれているものは多い。それを拾うものが続々と登場している。リハビリテーション医療は古参であるが、緩和ケアなど急速に広がっている。その中に、痛みの診療がある。治癒を目指す医療では原因の解明とその解除が診療の主経路であり、症候の消失はその結果である。しかし、進行期がんにおける痛みで明らかになったように、状況によっては、求められるのは原因の解消ではなく、症状、つまり痛みの緩和である。そして、がん性疼痛の緩和からがん患者の緩和ケアと進んできた。解決しがたい原因から生じる痛みはがんにとどまらない。超高齢社会となり、誰しも運動器の加齢変化から免れることはできないし、それから生じる痛みに悩まされる時代となっている。

　運動器診療に携わっている多くの医師は治癒志向の医療の中で育っている。しかし、超高齢社会にあっては運動器疾患に悩む患者のケアも求められよう。その大きな割合を占めるのが長引く、頑固な、つらい痛みである。幸い、これに対する攻め手、多種の鎮痛薬が登場している。ただ、痛みを正面に捉えて治療するノウハウが少なく、また新しい薬物の得失も実感していない。まずはこれを早急に得るべきである。

　とはいえ、急速に発展している領域が故に、また痛みという視認しがたいという特性が故に、簡単な公式で解ける解はない。この状況の中では、経験者から学ぶことが有効である。その観点から、痛みの診療に経験の深い専門家に、その経験が感覚的に伝わるようnarrativeな形の記述をお願いした。それが故に、保険診療を考えた場合には、適応外処方もある。しかし、十分なインフォームド・コンセントとともに療養担当規則などに配慮して対応していただくことを前提として、応用いただきたい。

2011年4月

編者を代表して　米延 策雄

目　次

第1章　序論
劇的に変化している鎮痛薬物療法 ……………………………………………………… 菊地 臣一　2
　痛みに対する認識の変化
　従来の薬物療法の位置づけ
　従来の薬物療法の持つ課題
　NSAIDsの選択基準
　アセトアミノフェンに対する再評価
　新たな薬剤の登場
　その他の薬剤
　鎮痛薬物療法体系の再構築―期待と課題

第2章　痛みを有する患者に対する薬の使い方
1. 概論 ……………………………………………………………………………………… 柴田 政彦　12
　症例提示
2. 痛みの病態把握 ……………………………………………………………… 柴田 政彦、田口 敏彦　18
　痛みの持続期間を把握する
　痛みの持続期間を指標として薬物治療戦略を考える
　薬物治療を奏効させるために
3. 痛み診療で使用する薬剤を知る ………………………………………………………… 柴田 政彦　24
　薬を使いこなす
　副作用の把握とその対策
4. 痛み治療の効果を評価する ………………………………………… 柴田 政彦、関口 美穂、紺野 愼一　32
　評価法の種類と使い方
　評価法を用いずに治療評価を行う際のコツ

第3章　主な症候とその薬物療法の実際
1. 神経障害性疼痛 …………………………………………………………… 住谷 昌彦、竹下 克志　38
　神経障害性疼痛の診察
　神経障害性疼痛に随伴する症状（痛みの悪循環モデルに楔を）
　神経障害性疼痛の薬物療法
　神経障害性疼痛に対する薬物療法実施時の注意点―痛みの段階に応じた薬物の使い方
　その他の薬剤
2. 関節リウマチ―主な症候とその薬物療法 ……………………………………………… 西本 憲弘　55
　疫学・症候・診断
　病因・病態
　薬物治療
3. 関節リウマチ―非薬物療法を中心に ……………………………………… 史 賢林、橋本 淳　78
　痛みのメカニズム
　痛みの評価
　痛みに対する非薬物的アプローチ
　関節注射
4. 慢性の痛みと精神心理学的側面―症候を出発点とした痛みの薬物療法
　………………………………… 橋本 亮太、安田 由華、大井 一高、福本 素由己、山森 英長、武田 雅俊　90
　慢性の痛みを引き起こす身体疾患と精神疾患の分類
　精神疾患各論

第4章 運動器の痛みにおける薬物治療 ベストプラクティス

人工関節置換術後に残る痛みに：
プレガバリン(リリカ®)、ノルトリプチリン(ノリトレン®)･･････････････････池内 昌彦 ● **110**

脊髄・末梢神経損傷後の自発痛に対して：リドカイン静脈注射････････････尾形 直則 ● **112**

疼痛に伴う不眠治療のオプションに：ミルタザピン(リフレックス®、レメロン®)錠･････住谷 昌彦 ● **114**

治療抵抗性の慢性腰痛に対して：塩酸トラゾドン(デジレル®)･････････関口 美穂、紺野 慎一 ● **116**

画像検査所見に異常がなく、上肢痛、しびれ、冷感、ほてりなどの症状に対して：
トフィソパム(グランダキシン®)･････････････････････････････矢尻 洋一、木村 慎二 ● **118**

神経損傷による四肢、体幹の痙攣・痙性、痛み、しびれに：
ダントリウム®、セルシン®、ギャバロン、テグレトール®･･････････矢尻 洋一、木村 慎二 ● **120**

MRIで腰椎椎間板ヘルニアを認める腰殿部痛治療のオプションに：
サルポグレラート塩酸塩(アンプラーグ®)錠････････････････････････････川上 守 ● **122**

腰部脊柱管狭窄症術後のこむらがえりに：シロスタゾール(プレタール®)････････松本 守雄 ● **124**
変形を伴う関節痛に：桂枝芍薬知母湯(三和桂芍知母湯®)････････････････三潴 忠道 ● **126**
クーラー病(腰痛)に対して：五積散加附子････････････････････････････井上 隆弥 ● **128**
交通事故や労働災害の後に持続する慢性痛････････････････････････････笠井 裕一 ● **130**

第5章 臨床医のためのDI(drug information)

1. 痛み治療に使用できる薬剤一覧･････････････････････････････････岡本 禎晃 ● **134**
    非オピオイド鎮痛薬
    抗うつ薬
    抗けいれん薬
    ナトリウムチャネル阻害薬
    非オピオイド・非シクロオキシゲナーゼ阻害剤
    筋弛緩薬
    オピオイド系鎮痛薬
    制吐薬
    緩下剤
    睡眠導入薬
    関節リウマチ(RA)治療における抗リウマチ薬(DMARDs)
    薬物相互作用

2. 漢方について･･･井上 隆弥 ● **151**
    漢方医学的なものの考え方を把握する
    痛みの漢方治療に関する問診術
    6つの武器の使い方
    「証」以外での漢方薬の処方について

> **Appendix**
> 1) 注意すべき副作用について
> 2) 保険診療における注意点

索引･･ ● **164**

装丁・デザイン：EARLYBIRDS INC.

第1章
序論

劇的に変化している鎮痛薬物療法

はじめに

　今、痛みが国民と医療従事者から関心を持たれはじめている。一つは、腰痛に代表されるように、痛みが必ずしも高齢者だけに多い症状ではないという事実であり、もう一つは、痛みに対するとらえ方の変化である。この中には痛みを症状としてではなく、診断として扱うようになったことも含まれる[1]。すなわち、痛みそれ自体が治療の対象となったのである。この流れの先にペインクリニックの創設がある。本稿では、このような時代背景のもとに、腰痛を代表として、新たな鎮痛薬物療法の世界を考えてみる。

痛みに対する認識の変化

　近年、腰痛のとらえ方に新しい概念が導入された。それは、「解剖学（生物学）的損傷」から「生物・心理・社会的疼痛症候群」へ、そして「形態学的異常」から「器質・機能障害」へという流れである[2,3]。

従来の薬物療法の位置づけ

　腰痛に対する新しい概念の登場に伴って、治療体系も変化してきている。その代表が、結果としての「安静」の排除である。そして、運動療法の有効性の立証がある。しかも、「動くこと」が、心身の健康維持にきわめて重要であることも、最近の報告で明らかになってきた。一方、腰痛の薬物療法には、近年まで目立った変化は起きていなかったが、ここに来て、異なった作用機序の新たな薬剤が登場してきている。海外の診療ガイドライン（表1）[4〜7]でみると、プライマリ・ケアレベルでは、鎮痛薬とNSAIDsが主流である。

従来の薬物療法の持つ課題

　ところで近年、診療ガイドラインで推奨されている鎮痛薬やNSAIDsにも課題のあることが指摘されている。一つは、鎮痛薬には利点はあるが、リスクも存在する

表1 海外の診療ガイドライン―急性腰痛に対する薬物療法

国・地方	薬物療法
米国	アセトアミノフェン、アスピリンとイブプロフェンを含むNSAIDs 代案：筋弛緩薬、オピオイドの短期使用
英国	・必要に応じてではなく、定期的に鎮痛薬を処方する ・パラセタモールから処方を開始する。不十分な場合には、NSAIDs（例：イブプロフェン、ジクロフェナク）にかえ、次にパラセタモール―弱オピオイド配合剤（例：コジドラモール、コプロキサモール）を処方する。最終的に、筋弛緩薬の短期追加を検討する（例：ジアゼパム、バクロフェン） ・可能であれば強力なオピオイドを避ける
EU	・鎮痛に必要なら薬を処方する。できれば規則正しい間隔で投与する 　第一選択はパラセタモール、第二選択はNSAIDs ・パラセタモールやNSAIDsで痛みが軽減しない場合、筋弛緩薬を短期間単独で、あるいはNSAIDsとともに処方することを考慮する
ドイツ	急性腰痛にはパラセタモール、亜急性/慢性腰痛にはNSAIDsが第一選択薬

という米国の診療ガイドラインでの指摘である[8]。一方、アセトアミノフェンは安全であるが有効でないと述べられている。コクラン（Cochrane）のレビューでも「NSAIDsは、急性・慢性腰痛に有効だがその有効性は大きなものではない」と報告されている[9]。さらに最近では、鎮痛薬の常用が難聴発症と関係している可能性も指摘されている[10]。

高齢者の持続性疼痛に対する第一選択の薬物は、アセトアミノフェンとしている学会もある[11]。なぜならば、NSAIDsは生命に関わる出血リスクを伴うので推奨できないとしている[12]。高齢者は、さまざまな内科的疾患の合併頻度が高く、また、薬剤の排泄に重要な腎臓や肝臓の機能低下も存在していることが薬剤選択の幅をさらに狭くしている。つまり、現在の医療現場では、高齢者のアセトアミノフェン無効例に対する選択肢は多くないのである。

このように、これまで腰痛の薬物療法は、慢性はもちろんのこと、急性に対してもかなり限定的な効果しか持っていなかったといえる。

NSAIDsの選択基準[13]

さまざまな問題があってもなお、プライマリ・ケアの現場ではNSAIDsが第一選択として使われているのが現状である。したがって、処方を考える場合には4つの選択基準（鎮痛効果と副作用のバランス（化学構造の［酸性、中性、塩基性］の差異による選択）、剤形やDDS（drug delivery system）の違い（坐薬、プロドラッグなど）、血中半減期（高齢者、肝腎機能障害合併など）、COX選択性（副作用発現頻度など）に基づいて決定するのが望ましい。

アセトアミノフェンに対する再評価[14]

海外における腰痛の診療ガイドラインでは、これまでに紹介した以外のガイドライン[11, 15, 16]を含めても、薬物療法としてはアセトアミノフェンが第一選択として推奨されている。ただし、わが国では小児用の解熱鎮痛薬として市販されているのが現状である。海外ではアセトアミノフェンと他の鎮痛薬との合剤が発売され、頻繁に処方されている。特に、アセトアミノフェンとオピオイドの合剤が多い。

新たな薬剤の登場

1. プレガバリン[17]

海外での神経障害性疼痛薬物療法診療ガイドラインでは、プレガバリンは第一選択として挙げられている。わが国でも最近適応が拡大され、末梢神経障害性疼痛に対しての適応が認められた。その作用機序は、神経応答の過敏性を抑制することが主体とされている。

難治性の慢性疼痛に対して、今までは抗うつ薬や抗けいれん薬が処方されてきた。しかし、これらの薬剤は医療保険の適応外であり、処方することに問題があった。それだけに、この薬剤に対する期待は大きい。ただし、問題点もいくつか挙げられる。一つは神経障害性疼痛に対する認識の混乱である。もう一つは、最も処方頻度が多くなると考えられる腰仙椎部神経根障害に対する有効性への疑問である。治験では有効性は認められているがいまだ数少ない。更なる検討が必要である[18]。

2. オピオイド

海外でオピオイド治療が広く行われている理由は、前述したようなアセトアミノフェンの不十分な鎮痛効果、NSAIDsの高頻度な重篤な消化器疾患の合併にある。慢性疾患の治療対象者の多くが高齢者であることも、この問題を難しくしている。海外でオピオイドの処方が急増している状況を**表2**に示す。それに伴い、さまざまな課題も指摘されるようになってきた。

処方薬の急増に伴って最も問題になっているのが、処方されている患者の偏りの可能性であり、次に、誤用や乱用、長期使用の弊害、死亡、そして骨折リスクなどである（**表3**）。

しかし最大の問題は、エビデンスの不足である（**表4**）。短期的な有効性は立証されているが、長期の使用において欠点を上回る有効性は、現時点では立証されていない。その結果、医師は医療費の支払い側（第3者）と医療を受ける側（患者）や製薬メーカーとの間で悩むことになる（**表5**）。近年、オピオイド誘発性痛覚過敏の

表2 オピオイドの使用状況―オピオイド処方率の急増

1. 慢性疼痛に対するオピオイドの処方が1980〜2000年の間に倍増
   Caudill-Slosberg MA et al：Pain 2004；**109**：514-519
2. オピオイド処方数がプライマリ・ケア診療所で、1990年代に大幅に増加
   Olsen Y et al：J Pain 2006；**7**：225-235
3. オピオイドの使用が米国の貧困層の人々の間で急増
   Brixner DI et al：J Pain Palliat Care Pharmacother 2006；**20**：5-13
4. オピオイドの使用が急増する可能性
   Kuehn B：JAMA 2007；**297**：249-251
5. 非がん性疼痛疾患に対するオピオイド使用が急増
   〜患者に利益？　害？　長期使用に対するエビデンスなし
   Sullivan MD et al：Pain 2008；**138**：440-449
6. オピオイド鎮痛薬が過去5年間で150%増加
   Paulozzi LJ：Testimony to the U.S. Senate Committee on the Judiciary, March 12, 2008
7. オピオイドの長期・定期処方率は6%
   大部分は緊急/一時的な使用
   Von Korff M et al：Clin J Pain 2008；**24**：521-527
8. 高用量オピオイドの長期使用は、すべての使用エピソードの1.5%
   Von Korff M et al：Clin J Pain 2008；**24**：521-527
9. 1997年に主要な疼痛学会が慢性疼痛に対するオピオイドの拡大使用の推奨により、1人あたりの購入額が激増
   Hall AJ et al：JAMA 2008；**300**：2613-2620
10. 慢性腰痛患者の28%にオピオイド処方（2003〜2004年）
    Licciardone JC：Osteopath Med Prim Care 2008；**2**：11

表3 オピオイド処方の課題

1. ・オピオイドの慢性使用群（180日以上）は、急性使用群（10日以内）や非使用群と比較して、身体的/精神的共存疾患が多い
   ・対象の0.65%にしか相当しないオピオイド慢性使用者が全オピオイド鎮痛薬の45%を使用
   ・女性が63%を占めている（加齢に伴い増加）
   Cicero TJ et al：Pain 2009；**144**：20-27
2. オピオイド処方箋医薬品による問題増加―誤用、乱用、入院・死亡
   傷害死亡の主要原因として薬物中毒と交通事故死が最高
   34〜56歳では中毒による死亡率がトップ
   NDIC 2009
   Warner M et al：NCHS Data Brief 2009；**22**：1-8
3. 米国の成人人口の約3%（800万人）が慢性非がん性疼痛により長期のオピオイドの治療を受けている
   Boudreau D et al：Pharmacoepidemiol Drug Saf 2009；**18**：1166-1175
4. オピオイド関連死者数（1999〜2006年）は30,000人
   Dasgupta N et al：PLoS One 2009；**4**：e7758
5. 処方オピオイドの過剰摂取率が上昇し続けている（米国）
   ⇩
   処方薬の誤用による死亡と入院が多発
   Coben JH et al：Am J Prev Med 2010；**38**：517-524
6. 処方を受けた薬剤によるオピオイドの過剰摂取が比較的多い
   Dhalla IA et al：CMAJ 2009；**181**：891-896
   Dunn KM et al：Ann Intern Med 2010；**152**：85-92
   ⇩
   患者選択が重要
7. 60歳以上のオピオイド服用患者で骨折リスクの28%増大にオピオイドが関連
   Saunders KW et al：J Gen Intern Med 2010；**25**：310-315
   ⇕
8. 高齢者の持続性疼痛に対する第一選択：アセトアミノフェン
   理由：生命にかかわる出血リスクによりNSAIDsの非服用を推奨（米国老年医学会）
9. 現在の医療現場では、高齢者でアセトアミノフェン無効例に対する選択肢は多くない
   American Geriatrics Society Panel on Pharmacological Management of Persistent Pain in Older Persons：J Am Geriatr Soc 2009；**57**：1331-1346

表4 オピオイド処方のエビデンス不足

1. ・慢性腰痛におけるオピオイド使用にはエビデンスが乏しい
   ・特に、長期使用の意義、心理・社会的危険因子との潜在的相互作用、若年患者に対する適応など多くの未解決な問題の存在
   　　　Kalso E et al：Curr Med Res Opin 2005；21：1819-1828（欧州委員会のガイドライン）
2. 慢性腰痛に対するオピオイド（特に強力なオピオイド）の使用に関する研究は少ない
   更なるRCTが必要
   　　　Airaksinen O et al：Eur Spine J 2006；15（Suppl. 2）：S192-S300（欧州委員会のガイドライン）
3. 慢性の非がん性疼痛に対するオピオイドのRCTは短期であり、study design上短すぎる
   　　　Moore RA et al：Arthritis Res Ther 2005；7：R1046-R1051
4. 非がん性疼痛に対してはエビデンスは限定的
   　　　Trescott AM et al：Pain Physician 2006；9：1-39
5. オピオイドが慢性疼痛の長期（16週以上）治療の有効性についての決定的なエビデンスはなし
   　　　Martell BA et al：Ann Intern Med 2007；146：116-127
6. 腰痛のためにオピオイドを服用している患者では、薬物使用障害（依存、乱用）の発生率が高い
   　　　Martell BA et al：Ann Intern Med 2007；146：116-127
7. 慢性非がん性疼痛のオピオイド治療が疼痛緩和、QOLの向上、機能の改善といった主要目標を達成しているとはいえない
   オピオイドの使用に関連して自己評価による健康状態の悪化、失業率の上昇、余暇時での身体活動不足、医療の利用増加、QOLの低下といった不良なアウトカムが認められる
   ‖
   オピオイドを使用している人々は、使用していない人々よりも高度な疼痛や健康問題を有していることを示しているだけに過ぎない
   　　　Eriksen J et al：Pain 2006；125：172-179
8. 労災補償の患者には、オピオイドの早期での投与は、逆効果かもしれない
   　　　Webster B et al：Spine 2007；32：2127-2132
9. 労災補償請求を行った患者へのオピオイド処方は、長期の活動障害を引き起こす可能性
   　　　Franklin GM et al：Spine 2008；33：199-204
10. オピオイドの有効性を予測できる確実な方法はない
    　　　Riley JL, Hastie BA：Clin J Pain 2008；24：509-520
11. 診療現場でオピオイドが処方されている患者と治験対象者に乖離？
    現場：疼痛関連/非関連の慢性疾患を合併患者の半数が健康状態がfair/poor
    　　　Hudson TJ et al：J Pain Symptom Manage 2008；36：280-288
12. 慢性疼痛の検査・治療の実施率が過去10年で急上昇（腰痛の有病率・受診件数は不変）
    硬膜外ステロイド注入　　629%↑
    オピオイド治療　　　　　423%↑
    MedicareでのMRI検査　　307%↑
    脊椎固定術の実施　　　　220%↑
    　　　Deyo RA et al：J Am Board Fam Med 2009；22：62-68
13. オピオイドの臨床治験では、精神的問題のある患者が除外されていることが多い
    　　　Deyo RA et al：J Am Board Fam Med 2009；22：62-68
14. 米国のオピオイドの誤用、乱用、流用、過量投与関連死という大きな犠牲を減らすためにも科学的検証の実施が急務
    　　　Chou R et al：J Pain 2009；10：113-130, J Pain 2009；10：131-146, J Pain 2009；10：147-159
15. 非特異的慢性腰痛（90日以上）を有する労働者に対して、オピオイド療法は労働喪失と疼痛のサイクルを阻止できない
    　　　Volinn E et al：Pain 2009；142：194-201
16. 慢性非がん性疼痛に対する長期オピオイド治療について、エビデンスが提示されていない
    　　　Noble M et al：Cochrane Database Syst Rev 2010；(1)：CD006605
17. 慢性腰痛の長期治療におけるオピオイドの臨床効果には、なお疑問の余地がある
    　　　Deshpande A et al：Cochrane Database Syst Rev 2007；(3)：CD004959

問題が提起されており（**表6**）、参考に、海外の腰痛診療ガイドラインからみたオピオイドの勧告を**表7**に示す。

　海外の腰痛診療ガイドラインをみてもわかるように、オピオイドは薬物療法の推奨に含まれている。わが国でも偏見や幻想を持つことなく、選択肢の一つとして内

表5 オピオイド処方をめぐる医師の環境

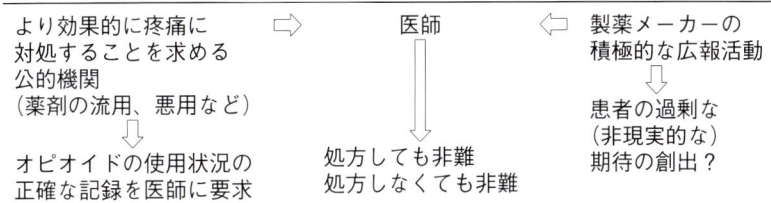

表6 オピオイド誘発性痛覚過敏（Opioid-induced hyperalgesia, OIH）

- 定義：オピオイド曝露による侵害受容の感作状態
- 疾患が進行していないのにオピオイドの有効性が減弱／従来の疼痛とは関係ない広範な異痛症
  （diffuse allodynia）
  ⇩
  OIHを疑え！
  Chu LF et al：Clin J Pain 2008；**24**：479-496
- 急激な離脱がOIHを招く
  ⇩
  漸減により予防可能？
  Drdla R et al：Science 2009；**325**：207-210

表7 海外の腰痛診療ガイドラインからみた腰痛に対するオピオイドの勧告

1. **急性**
   英国（1999）
   　パラセタモール（鎮痛薬）、NSAIDsで不十分な場合、パラセタモールと弱オピオイドに変更
   EU（2006）
   　NSAIDsを服用している場合、NSAIDsと弱オピオイド、パラセタモールと弱オピオイド、またはNSAIDsと筋弛緩薬の組み合わせを使用しても良い
   米国（2007）
   　アセトアミノフェン（鎮痛薬）やNSAIDsで不十分な場合、オピオイド鎮痛薬、またはトラマドールは選択肢となる
2. **慢性**
   EU（2006）
   　NSAIDsと弱オピオイド（例：トラマドール、コデイン、チリジン）の短期の使用は推奨できる。ガバペンチンの使用は推奨できない
   米国（2007）
   　アセトアミノフェン（鎮痛薬）やNSAIDsで不十分な場合、オピオイド鎮痛薬、またはトラマドールは選択肢となる

容を把握して、薬物療法における処方カードとして持っておく必要がある。
　幸い、オピオイドは、適切に管理すれば精神的依存を起こすことは少ないという報告がある[19, 20]。そして、標準プロトコールの提唱（**表8**）や処方の工夫（**表9**）も報告されている。

表8 オピオイド処方の工夫：標準プロトコールの提唱

標準プロトコールの提唱
1. 包括的な病歴聴取と理学所見の評価
2. 非オピオイド治療が無効であったことの確認
3. 合意に基づいた治療目標の確立
4. オピオイドの長期使用に伴う利害得失について医師と患者との間に相互理解の形成
5. 可能な限り1人の医師と薬剤師が担当
6. 包括的な追跡調査の確実に実施

⇩

医師にオピオイドの使用を監視する時間があるか？

Ballantyne JC et al：N Engl J Med 2003；**349**：1943-1953

表9 オピオイド処方の工夫

1. 適切な診断を行い、可能であれば併存疾患、薬物使用障害および精神疾患を同定する
2. 依存症のリスクを含む心理学的評価を実施する
3. インフォームド・コンセントを取得する
4. 詳細な治療に関する合意書を作成する
5. 治療前後に疼痛および身体機能の評価を行う
6. オピオイド治療に補助治療を併用した場合としない場合に関する適切な研究を実施する
7. 疼痛および身体機能の定期的な再評価を行う
8. 鎮痛薬、活動度、副作用および異常行動を定期的に再評価する
9. 疼痛診断、併存疾患および依存症を定期的に再評価する
10. これらのすべての手順について完全な文書による記録を残す

Gourlay DL, et al：Vledscape Neurology & Neurosurgery 2005；**7**：www.mcdscepe,com/viewurticlc/503596

その他の薬剤

抗うつ薬でも新規の薬剤の開発が続いている[21]。その他に、持続点滴や経口のケタミン[22,23]、あるいは抗けいれん薬など、さまざまな薬剤が専門家の経験から処方されており、臨床知見の蓄積が行われている。

鎮痛薬物療法体系の再構築—期待と課題

1. 痛みと脳

近年の痛みと脳の関係に関しては数多く報告がなされている。この結果、われわれは痛みを考える際に、脳の問題を切り離しては考えられなくなっている。これに関連して、脳を迂回した疼痛治療薬としてカンナビノイド類似薬が研究対象になっている[24,25]。ただ、脳への介入が本当に治療として妥当なのか、あるいは倫理上の問題はないのかという課題も提起されている[26]。鎮痛治療を考えるうえで、今後の大きな課題である。

2. 薬物選択の問題

　これだけ異なった作用機序を有する多種多様な薬剤が開発された今、われわれはこの薬剤をどのように処方することが理想的なのだろうか。対象患者の問題は別にしても、まだ統一した見解を持っていないというのが現状である。普遍的な、ある病態に対する第一選択の薬剤はあるのか、あるいは薬物の相互作用を利用した併用療法で本当に治療成績は向上するのか、さらには他の治療法との併用が治療効果の増強に繋がるのかなどの疑問に対して、われわれはいまだ答えを持っていない。

おわりに

　疼痛に対する薬物療法は新たな次元に突入した。今後、緻密な臨床研究デザインと詳細な臨床知見の積み重ねが必要である。そして、最も大切なのは、各薬剤の適正使用ガイドラインに則った処方である。

（菊地臣一）

文献

1) Fields G：Winning the pain game. West Michigan, USA, 1986
2) 菊地臣一：腰痛概念の革命―生物学的アプローチから心理・社会的アプローチへの転換―. 心身医学 2002；**42**：105-110
3) Kikuchi S：New concept for backache：biopsychosocial pain syndrome. Eur Spine J 2008；**17**：S421-S427
4) Agency for Health Care Policy and Research：Acute Low Back Pain in Adults：Assessment and Treatment. US Department of Health and Human Services, Rockville, 1994
5) Royal College of General Practitioners, Chartered Society of Physiotherapy, Osteopathic Association of Great Brain, British Chiropractic Association, National Back Pain Association：Clinical Guidelines for the Management of Acute Low Back Pain. Royal College of General Practitioners, London, 1996
6) The Management Committee of COST B13：European guidelines for the management of acute nonspecific low back pain in primary care. European commission, Research Directorate General, Cost Action B13, 2004
7) Wenig CM, Schmidt CO, Kohlmann T, et al：Costs of back pain in Germany. Eur J Pain 2009；**13**：280-286
8) Chou R, Qaseem A, Snow V, et al：Diagnosis and treatment of low back pain：a joint clinical practice guideline from the American College of Physicians and the American Pain Society. Ann Intern Med 2007；**147**：478-491
9) The Cochrane Library. Issue 1, 2008
10) Curhan SG, Eavey R, Shargorodsky J, et al：Analgesic use and the risk of hearing loss in men. Am J Med 2010；**123**：231-237
11) American Geriatrics Society Panel on Pharmacological Management of Persistent Pain in Older Persons：Pharmacological management of persistent pain in older persons. J Am Geriatr Soc 2009；**57**：1331-1346
12) Sakamoto C, Sugano K, Ota S, et al：Case-control study on the association of upper gastrointestinal bleeding and nonsteroidal anti-inflammatory drugs in Japan. Eur J Clin Pharmacol 2006；**62**：765-772
13) 後閑　大, 加藤　実：A. 非ステロイド性抗炎症薬（NSAIDs）　1. NSAIDsの新展開（特にコキシブ系薬物の新展開）. ペインクリニック 2010；**31**：S243-S253
14) 山口重樹, 北島敏光：A. 非ステロイド性抗炎症薬（NSAIDs）　2. アセトアミノフェンの新たなる展開. ペインクリニック 2010；**31**：S255-S270
15) Schnitzer TJ：Update of ACR guidelines for osteoarthritis：role of the coxibs. J Pain Symptom

Manage 2002；**23**：S24-S30
16) オーストラリア治療ガイドライン委員会（医薬品・治療研究会編訳）：鎮痛・解熱治療ガイドライン．医療ビジランスセンター，大阪，2000
17) 住谷昌彦，山田芳嗣：神経障害性疼痛．3．プレガバリンの臨床．ペインクリニック 2010；**31**：S271-S277
18) Baron R, Freynhagen R, Tölle TR, et al：The efficacy and safety of pregabalin in the treatment of neuropathic pain associated with chronic lumbosacral radiculopathy. Pain 2010；150：420-427
19) Ballantyne JC, LaForge KS：Opioid dependence and addiction during opioid treatment of chronic pain. Pain 2007；**129**：235-255
20) 井関雅子，中村吉孝，木村信康，他：慢性疼痛患者に対するオピオイドの使い方：慢性難治性疼痛に対するオピオイドの有用性の検討—当科におけるオピオイド使用の取り組み．ペインクリニック 2007；**28**：355-365
21) 田口理英，菅原道哉，水野雅文：神経障害性疼痛の治療．C）薬物療法　1．抗うつ薬　1）抗うつ薬の特徴と変遷．ペインクリニック 2009；**30**：S176-S182
22) 加藤　実：神経障害性疼痛の治療　C）薬物療法　2．NMDA antagonists　2）神経障害性疼痛とがん性疼痛に対するケタミン持続点滴療法．ペインクリニック 2009；**30**：S189-S195
23) 藤原治子，平石禎子，阿部幸枝，他：神経障害性疼痛の治療　C）薬物療法　2．NMDA antagonists　4）神経障害性疼痛に対するケタミン錠経口投与の有効性．ペインクリニック 2009；**30**：S203-S208
24) Hampton T：Cannabislike drugs may hold key to treating pain while bypassing the brain. JAMA 2008；**300**：1987
25) Anand U, Otto WR, Sanchez-Herrera D, et al：Cannabinoid receptor CB2 localisation and agonist-mediated inhibition of capsaicin responses in human sensory neurons. Pain 2008；**138**：667-680
26) クリストファー・レーン（寺西のぶ子訳）：乱造される心の病．河出書房新社，東京，2009

第2章
痛みを有する患者に対する薬の使い方

1. 概論

はじめに

　痛みを有する患者の診療において、とかく「侵害受容性の痛みとそれ以外」という考え方をしてしまいがちである。侵害受容性疼痛の場合は原疾患の治療を優先し、随伴する痛みに対して消炎鎮痛薬などを処方するというのが従来の常識である。しかし、痛みが慢性化すると痛みそのものが機能障害の原因となり、心理的な悪影響を与えることが少なくない。また、そのような患者が増加すると社会的に大きな損失となる。侵害受容性以外の痛みにおいて、神経障害性の要因と心理社会的な要因とが混同される場合があるが、これらは本来まったく別のものである。整形外科領域では、事故や手術によって末梢神経を損傷し、痛みを執拗に訴える神経障害性疼痛患者が多いせいか、整形外科医はとかく「神経障害性疼痛≒心因性疼痛≒難治性疼痛」というイメージを持ちやすい。また、痛みが慢性化した状況では心理的破局化が起こり、痛みに対するとらわれが苦悩につながり、結果的に痛みの訴えが執拗になる（これを痛みに対する"とらわれ"と呼ぶ）。逆に患者の治療意欲が高く、社会復帰を強く望んでおり、医師-患者関係が良好な場合では、たとえ神経障害性疼痛であっても治療に良好な反応を示すことは少なくない。したがって、慢性の痛みを有する患者の診療は、従来の「痛みの原因となる器質的原因を探す」診療だけでは不十分で、「痛みによる機能障害の程度を知り、痛みそのものを治療の対象にする」という考え方が必要となってくる。さらに難治性の神経障害性疼痛の場合など、痛み自身の緩和が困難である場合には、痛みに伴う不安や抑うつの改善、不眠の解消、職場への復帰などが治療の対象となる。痛みが緩和しないからといって安易に治療をあきらめてはいけない。

　本書は、痛みについて十分な知識と経験をお持ちの方々よりもむしろ、痛みを有する患者を診る機会は多いが鎮痛薬の使い方には不案内の方々を主な対象としている。したがって、できる限りわかりやすく解説することを心がけた。経験の少ない方々には、まず、プレガバリン、コデインリン酸塩、トラマドール、アセトアミノフェンなど比較的使用しやすい薬剤の使用に慣れることから始めたほうがよいかもしれない。すなわち、おのおのの薬剤の適応、期待できる効果、起こりうる副作用、効き方を知識として習得し、実際に処方し、患者の反応をじっくりみていただくことをお勧めする。重要なことは、医療者が痛みを有する患者に最適な方法を提供しようという意思を持ち、正しい知識を学習したうえで経験を積み、自分自身の冷静な観察をとおして生きた知識として活用することである。

症例提示

薬物治療が奏効する典型例を 2 症例提示する。

1. 症例 1

患者：65 歳、男性

主訴：下肢の痛みとしびれを主訴に来院

5 年前に左坐骨神経痛出現、以来増悪期に消炎鎮痛薬と神経ブロックにて寛解し、数ヵ月おきに増悪と寛解とを繰り返していた。痛みが強くなり保存療法の効果が少なくなってきたので 2 年前に椎弓切除術を受けた。手術後左下肢の痛みは軽減したが、手術 6 ヵ月後頃よりしびれ感が増強し痛みを伴うようになった。痛みの増強とともに意欲が低下し、不眠を伴うになった。右下肢にあったしびれ感の増強も自覚するようになった。当初は手術を受けた施設で処方された消炎鎮痛薬にて痛みは若干緩和していたが、効果はすぐに消失し、その後処方された筋弛緩薬や漢方薬の効果はほとんどなかった。

理学的所見としては、左長母趾伸筋と前脛骨筋に軽度の筋力低下を認めた。痛みを訴える左 L5 神経根支配領域を中心に軽度の知覚低下を認めた。アロディニアや痛覚過敏はなかった。MRI 所見では手術による除圧は十分で、神経根の圧迫所見は認められなかった。

好きだった趣味の庭いじりへの興味はなくなり、気持ちが落ち込むことが多くなった。家庭内では些細なことで腹を立てることが増え、妻は人が変わったようだと表現した。

左 L5 神経根の障害による神経障害性疼痛と二次的に生じたうつ状態によって痛みが増強した状態だと判断し、詳しい病状説明の後に薬物治療を開始した。まず、プレガバリン 75 mg 眠前投与から開始し、7 日後に 150 mg 分 2 まで増量した。睡眠障害は内服翌日から、痛みは内服 3 日後頃より緩和しはじめた。投与 2 週間後の来院時、痛みは 2 割程度緩和したと前向きな反応を示した。うつ状態の治療とさらなる疼痛緩和の目的で三環系抗うつ薬であるノルトリプチリンを併用（20 mg 分 2）し、1 ヵ月後にはさらに痛みは緩和した。2 ヵ月後頃より意欲が回復し、趣味の庭いじりを再開するようになった。活動的になるのと並行して痛みを気にせずにはいられない状態を離脱できた。6 ヵ月後には痛みが出る前の生活を取り戻すことができ、「痛みが緩らいだ」とはっきりと述べられるようになった。夫婦で旅行にも出かけるようになった。

問診と理学所見、画像診断、心理学的評価から、腰部脊柱管狭窄症による神経根

の障害が椎弓切除後にも残存したために痛みとしびれがのこり、気持ちの落ち込みとともに痛みと抑うつの悪循環が形成された症例であると判断した。神経障害性疼痛治療薬の第一選択であるプレガバリンとノルトリプチリンの併用にて痛みの緩和と伴に抑うつや不眠の改善も得られた。

　このような症例は少なくないが、医療者が薬物の効果の表れ方について十分に体得していなければ、同じ薬剤を処方しても効果が得られない場合がある。神経障害性疼痛に対しての第一選択薬はプレガバリンなどのCaチャネル $\alpha_2\delta$ リガンドか三環系抗うつ薬などであるが、例えば三環系抗うつ薬の量や種類によっては、患者が副作用のために効果発現前に服用を中止してしまう場合がある。その後にプレガバリンを処方されても薬剤に対する副作用への不安と、薬物治療への過度の期待から効くはずだった治療が奏効しないという結果に陥ることもありえる。処方する薬剤で期待できる効果、効果の程度、効果発現に必要とする時間、発現しうる副作用、副作用出現時の対処法などについてわかりやすく説明し理解していただくことが治療反応性を高めるうえで非常に重要である。

2. 症例2

患者：73歳、女性
主訴：2年来の腰痛を主訴に来院

　2年前、尻もちをついてL1の圧迫骨折を起こした。当初痛みが強く臥床していたが徐々に改善し、2ヵ月後に日常生活はほぼ元どおり可能となった。しかし腰痛は残存し、増悪と寛解を繰り返していた。体動や長時間の立位で増強し、日常の活動範囲に制限があった。消炎鎮痛薬の内服にて痛みはやや緩和するものの常用すると胃部不快感が出現した。トリガーポイント注射は当初効果があったが、徐々に効果は一時的となった。単純X線検査ではL1の圧迫骨折と腰椎に複数の骨棘形成を認め、変形性脊椎症という診断であった。下肢痛はなく、体動時の腰痛が主症状で臥位にて緩和した。理学所見では筋力低下や知覚異常はなかった。

　腰椎圧迫骨折後に生じた慢性の侵害受容性疼痛と判断し、アセトアミノフェン1800 mg/分3とコデインリン酸塩60 mg/日分3にて痛みは3割程度軽減した。コデインリン酸塩90 mg/日分3まで増量し痛みはほぼ半減、副作用の便秘に対しては緩下剤を併用し日常生活の活動範囲が広がった。歩行距離が伸び、運動療法を実施できるようになったためか徐々に腰痛は軽減、6ヵ月後には内服薬を中止し、元の生活が送れるようになった。

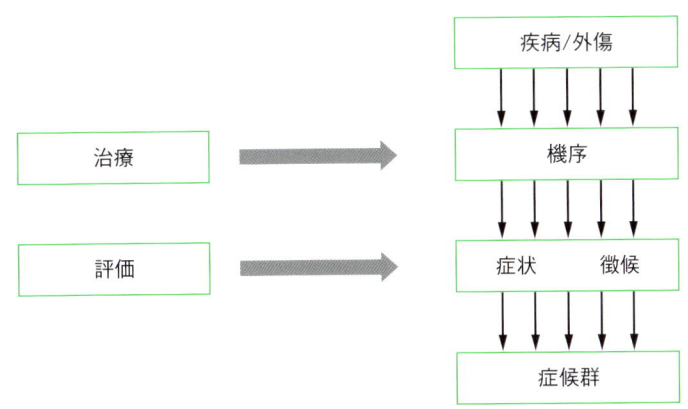

図1　機序に基づいた痛みの診断
(Woolf CJ, Max MB : Mechanism-based pain diagnosis : issues for analgestic drug development. Anesthesiology 2001 ; **95** : 241-249 より改変)

3. 症例の解説と痛み診療のポイント

　これら2症例は薬物治療で効果の期待できる腰下肢痛の典型例である。症例1は神経障害性疼痛がうつ病という心理的要因によって増強した病態、症例2は侵害受容性疼痛に体幹の筋力低下が加わった病態である。診断はおのおの腰部脊柱管狭窄症術後状態、腰椎変形性脊椎症であるが、その診断は必ずしも治療法の選択とは結びつかない。特に痛みが主症状である場合には、経過、所見、検査結果、心理社会的要因を十分に検討したうえで痛みの起こった機序や慢性化の要因を分析し、薬物治療に加えて適切な指導や対応を行うことが早道である。薬には作用機序があり、患者の痛みには原因（痛みの起こるしくみ、痛みが取れずに続くしくみ）がある。薬の作用機序と痛みの発症機序や慢性化の病態がかみあった場合に薬が特異的に効くことになる（図1）。

　まず、問診によって経過を聴き治療目標を決める（図2）。最近発生した急性の痛みであれば、原疾患の治癒とともに痛みの消失が期待できる。数年来の慢性の痛みであれば短期間での除痛は通常困難である。次に、痛みの原因となった疾患や痛みの性質、随伴症状などから発生機序を類推し、侵害受容性疼痛の要素が大きいか神経障害性疼痛の要素が大きいかを判断して処方薬を選択する。処方した薬剤の効果と副作用をモニターし、症状に応じて投与量や薬の種類を変更する。

　本書を熟読していただくと痛みに対する薬物治療の基本が理解でき、個々の症例に合わせた的確な処方が可能となる。薬の効果判定や処方の修正方法を学ぶことができる。知識や能力はあっても診療時間に余裕がない医師も少なくないであろう。それぞれの臨床現場や対象患者に応じて実施せざるをえないが、診療において重要なポイントがどこにあるかを理解していただけると期待したい。痛みを対象に診療する場合、疾患の診断だけでは不十分で、痛みの病態評価、すなわち、

① 組織の炎症や神経の障害
② 中枢神経系の機能的変化

時間経過から治療目標の設定

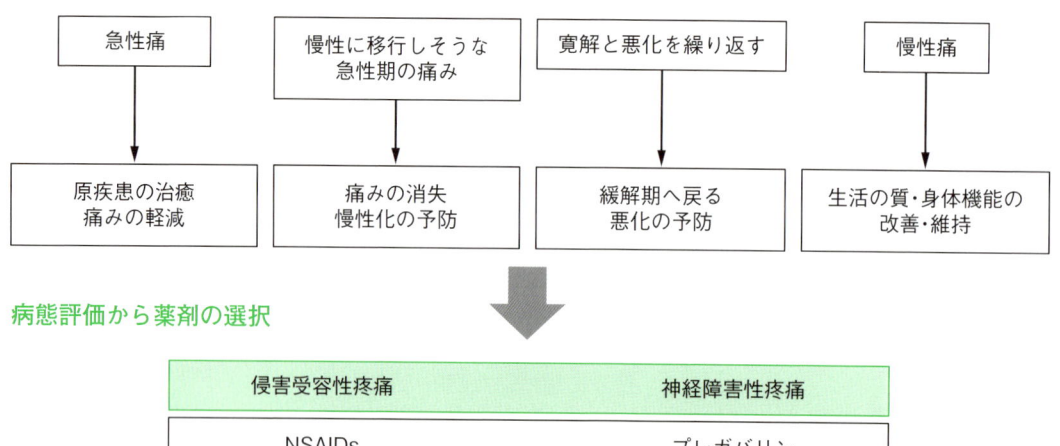

病態評価から薬剤の選択

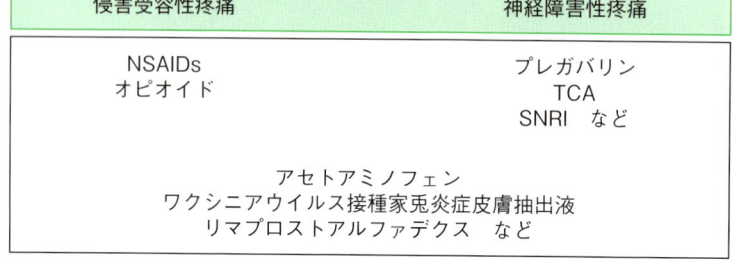

服薬説明

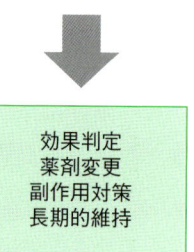

図2　運動器の痛み診療のアルゴリズム

　　③ 心理的状態や心理的要因の関与

などの痛みを修飾する因子の評価方法を学ぶ必要がある。さらには、

　　④ 患者個人の価値観や環境要因

まで考慮に入れなければならないことも理解できるであろう。

　近年、慢性の痛みに効果が期待できるプレガバリンやフェンタニル貼付剤などの薬剤が相次いで使用可能となった。痛み診療に携わる医師は、これら新しい薬剤の適応を判断し、効果判定や副作用への対応について習熟する必要がある。そして正しく薬剤を使用するには、"患者の痛みの訴え"の複雑な機序と多数の因子の関与についても理解が必要である。すなわち薬物治療の適応を知ると同時に、その限界についても知らなければならない。さらには、薬剤の効果を最大限に引き出すための

「診療のコツ」を体得することが望ましい。

　痛み治療の難しい点は、個々の患者で起こっている痛みの機序を明らかにすることが困難であること、どのような薬でどのような症状に効果的なのかを予想することが容易ではないことである。

　痛みの薬物治療は6つのステップから成り立つ。

　① 痛みの病態把握

　② 薬物の選択

　③ 服薬説明

　④ タイトレーション

　⑤ 副作用に対する対応

　⑥ 長期的維持

である。

（柴田政彦）

2．痛みの病態把握

はじめに

　痛みの病態を把握するということは、「痛みの起こり方」など時間的性質を理解すること、侵害受容性か神経障害性かなどという痛みの生理学的機序を予測すること、心理社会的修飾因子を判断することなどが含まれ、実際の臨床においては主に問診によってこれらを把握する。これらは診療において一見当然で容易に実践できることのようではあるが、実際初学者に初診患者の問診をとらせてみると、必要事項をもれなく聴取できていることはまれで、必ずしも簡単ではないことがわかる。痛みを診療の対象にするには系統だった訓練が必要であるが、その方法についてまだ十分な体系づけがなされていない。近年、欧米先進国を中心に痛みを対象とした診療の標準化と普及に関するさまざまな取り組みが始まっている。本邦においても近い将来「厚生労働省の痛みに関する研究事業」などを通して痛みを対象とした診療の標準化が構築されていくであろう。本項ではその内容の骨子を先駆けて示す。

痛みの持続期間を把握する

　痛み診療で薬を処方する時、患者の訴える痛みがどのくらい続いて今に至ったのかを知ることは重要である。具体的には、①急性痛、②慢性化に移行しそうな急性期の痛み、③寛解と悪化を繰り返す痛み、④慢性痛、という4つのカテゴリに分けて考える（表1）。

表1　持続期間と推移による痛みの分類

1. **急性痛**
   ねんざ、骨折、裂傷、ぎっくり腰、椎間板ヘルニアの急性期、手術後の急性期の創部の痛みなど
2. **慢性に移行しそうな急性期の痛み**
   手術後に普通の患者よりも強い痛みを訴えている場合、神経障害を伴った外傷や手術後、橈骨遠位端骨折後で手に痛みと腫れがある状態、四肢の切断など
3. **寛解と悪化を繰り返す痛み**
   腰痛、変形性関節症、肩関節周囲炎、関節リウマチ、腰部脊柱管狭窄症、変形性脊椎症、末梢神経絞扼性障害など
4. **慢性痛**
   関節リウマチ、変形性関節症（膝、股関節など）、神経障害後の慢性の痛み（①末梢神経障害後、②中枢神経の障害後）
   ①の原因：外傷、手術、帯状疱疹、糖尿病性神経障害など
   ②の原因：脊髄損傷、脳卒中、脊髄腫瘍など

痛みの持続期間を指標として薬物治療戦略を考える

1. 急性期の痛み

　外傷や手術後に痛みを生ずるが、強い場合は痛みの軽減を目的に消炎鎮痛薬や場合によっては麻薬性鎮痛薬などを投与する。持続硬膜外ブロックなどの神経ブロックによる効果も大いに期待できる。術後痛では痛みの緩和が早期離床、理学療法の早期実施につながるため、疼痛急性期の痛みの管理は機能回復や合併症の予防という意味でも重要である。入院中の術後痛患者に対しては、消炎鎮痛薬のフルルビプロフェンアキセチル注射液（ロピオン®）が使用可能であり、外来患者にも各種消炎鎮痛薬が用いられる。しかし、現在のところ、外来患者の急性疼痛に対して処方可能な麻薬性鎮痛薬は少ない。しかも、多くの麻薬性鎮痛薬はがん性疼痛に適応が限定されている。コデインリン酸塩では作用が弱く、塩酸モルヒネ（非徐放性）は種々の副作用（嘔気、便秘、眠気など）のため使用しにくい。トラマドールなどの薬剤が使用可能となることが望ましいが、まだがん以外の痛みに対する適応はない（アセトアミノフェンとの合剤は 2011 年発売予定）。フェンタニルや塩酸モルヒネは強力な鎮痛作用を有するため効果が強く、持続静脈内投与や鎮痛薬自己注入法（patient controlled analgesia：PCA）などの装置を用いて量を加減しながら投与する。

　フェンタニルを例にとると、生理的食塩水で適宜希釈し 0.3 mg/日あるいは 0.6 mg/日から開始し、痛みの緩和と眠気などの副作用のバランスを指標に量を加減する。虚血性の痛みなど非常に強い侵害受容性の痛みの場合には高用量を必要とすることがあるが、フェンタニルで 2 mg/日以上必要とする場合ではオピオイド抵抗性の痛みであることを念頭に置き、他の薬剤の併用や神経ブロック法など、他の治療法を検討すると同時に、次項で述べる慢性化への移行についても配慮しなければならない。眠気が強い場合には麻薬性鎮痛薬が過量となっていることが考えられるので、減量が必要である。

2. 慢性に移行しそうな急性期の痛み

　手術後に普通の患者よりも強い痛みを訴えている場合、神経損傷を伴った外傷や手術後、橈骨遠位端骨折や踵骨骨折などの後で手や足に痛みと同時に腫れを伴うような複合性局所疼痛症候群初期の状態の場合、四肢の切断後などに発生する早期の幻肢痛などの場合は、痛みの慢性化が危惧される。帯状疱疹は頻度の高い疾患であり、皮疹出現前に強い痛みが先行する例などでは運動器の痛みと見分けが困難で、整形外科医が診る機会も少なくない。慢性疼痛の多くはなんらかの疾患や外傷に伴う急性疼痛が慢性化したものであり、急性期の痛みの緩和によって慢性化を防止できる可能性もある。薬物療法に加えて神経ブロック法などを併用し、痛みの消失を目標に集中的な疼痛管理を実施することが望ましい。痛みを積極的に緩和すると同

時に、患者の不安、場合によっては不満や不信感など心理面への配慮も重要である。事故後の痛みや患者に不適切だと認識されるような医療行為（例：説明不足など）がきっかけの場合には他者への不信感を伴う場合が多く、痛みの訴えを大きく修飾する一つの因子である。医療者が誠意をもって十分に説明し、適切に対応することによって、患者の抱く不信感の軽減につながることが期待される。

3. 寛解と悪化を繰り返す痛み

さまざまな変形性関節症、肩関節周囲炎、関節リウマチ、変形性脊椎症、腰部脊柱管狭窄症、末梢神経絞扼性障害など普段ほとんど日常生活上不自由はないが、時折強い痛みが起こり、数日ないしは数週間続くといった経過を示す病態は多い。痛みが強いときには、急性の痛みと同じく痛みの緩和を目的として消炎鎮痛薬やアセトアミノフェンを処方する。神経ブロックやトリガーポイント注射、関節内注射などもよい適応である。悪化と寛解を繰り返す痛みで重要なことは、① 悪化時の積極的な疼痛緩和、② 寛解期に実施する再発予防（運動療法、生活指導など）、③ 加齢に伴ってゆっくりと進行する骨粗鬆症や関節リウマチなど原因となる病態への治療、である。うつ病など心因的な問題が数年周期の痛みの原因となる例もまれにある。

4. 慢性に推移する痛み

慢性の痛みには大きく分けて関節リウマチや変形性関節症などのように侵害受容性の痛みが慢性的に続いている場合と、帯状疱疹後神経痛などのように神経障害後の痛みが遷延化している場合とがある。実際にはそれらが混合したうえに心因的なあるいは環境的な強化因子が関与し難治化している場合が多い。治療や対応法が非常に困難な例もまれにあるが、慢性化した痛みの発生機序と強化因子を評価した上で計画的に治療を進めれば、多くの場合、痛みはあっても安定した日常生活を送ることができるようになる。このような慢性に推移する痛みに対しては、薬物治療による長期的管理や理学療法などの非侵襲的アプローチが基本となる。医師が患者の病状や薬の副作用に応じて薬剤の量や種類を修正しつつ患者自身が痛みに応じて活動度を加減するなどして対応することになる。

侵害受容性の痛みに対しての消炎鎮痛薬や麻薬性鎮痛薬の使用ははっきりとした効果が期待できる。それに比べて神経障害後の痛みに対しての抗うつ薬や抗けいれん薬の効果は決して強くはない。痛みが半分以上軽減する割合の逆数を NNT（number needed to treatment）と呼ぶが、神経障害性疼痛に対して有効とされる薬剤の NNT はおおむね 2〜5 の範囲に収まる程度である。すなわち、2〜5 人に 1 人が治療によって痛みが半分以下になる。このように神経障害性疼痛に対する薬物治療の効果は大きなものではないが、患者の期待と実際の効果の差が大きすぎるとその後の治療に対するコンプライアンスが低下することが懸念される。効果を期待し

にくい場合には、患者にその病態を十分理解してもらうことが重要である。

痛みが慢性化すると大なり小なり心理的因子が痛みの表出に影響する。現実には病態の把握が困難な場合も少なくない。心理的因子のうち、不安やいわゆる古典的な内因型うつの関与が大きい病態には薬物治療の効果が期待できるが、不信感や不満、性格的な問題の関与が大きい場合には、当然ではあるが薬物治療の直接的な効果は期待できない（第3章-4参照）。

Clinical tip's

「人を診る」

痛み治療をする以上、特に慢性期の痛みを診る場合は、どうしても冷静に「人を診る」という視点が必要になる。表現が大袈裟な人もいれば控え目な人もいるし、外向的な人もいれば内向的で医者にはあまり自分の苦しみを言わない人もいる。

痛みは第5のバイタルサインと言われており、「痛みはないですか？」「痛みはいかがですか？」と医療者のほうから問いかけることは大切である。患者から言われる前に医療者から訊ねるほうが両者の良好な関係を構築するのにも役立ち、痛みの慢性化を防ぐ効果があるかもしれない。

薬物治療を奏効させるために

1. 痛みの病態すなわち生理学的機序を正しく評価する ―侵害受容性か神経障害性か？

侵害受容性疼痛と神経障害性疼痛とでは痛みの発生機序が異なるため有効な鎮痛薬の機序が異なる。侵害受容性の痛みには、NSAIDs、アセトアミノフェン、麻薬性鎮痛薬が効果的で、神経障害性疼痛には消炎鎮痛薬は効果が少なく抗けいれん薬や抗うつ薬が第1選択薬となる。ただし、侵害受容性疼痛と神経障害性疼痛は二者択一でどちらか一方という概念ではなく、実際には連続した病態であることを忘れてはならない。神経障害性疼痛であるかどうかの判断は、まず、受傷機転や神経障害を起こす原因となった疾患から判断して神経に障害をきたしうる病態があるかどうかを判断することから始まる。次に神経障害に伴う感覚の脱失や筋力低下、アロディニアや痛覚過敏など痛みの部位と障害された神経支配が医学的に合致するかどうかを判断する。場合によっては画像診断や電気生理学的な評価を参考にする（第3章-1参照）。痛みの性質や起こり方などを総合的に評価して神経障害による痛みかどうかを判断する方法も簡便でかつ信頼性が高い[1]。痛みの発生機序を適切に評価しなければ、その後の治療方針を正しく決めることはできない。例えば、脳卒中による左半身麻痺のある患者が左下肢に痛みを有する場合、卒中後の神経障害性疼痛の可能性もあるし、腰椎由来の坐骨神経痛の場合もある。前者の場合には抗うつ薬や抗けいれん薬が適応となるのに対して、後者の場合には消炎鎮痛薬や神経ブロック、場合によっては椎弓切除術が望ましい。実際には痛みの発生機序を明らかにするこ

とが困難な場合も多く、種々の治療に対する反応性をみながら最良の治療法を見極め長期的に対応していく症例も少なくない。

Clinical tip's

「神経障害性疼痛」という言葉の混乱

　国際疼痛学会によって神経障害性疼痛は「体性感覚神経の疾患あるいは障害によって引き起こされる種々の痛み」と定義されている。しかし実際には神経障害性疼痛という言葉は次の3つの視点から用いられているものと思われる。
① 疾患（帯状疱疹後神経痛、有痛性糖尿病性神経障害、脊髄障害性疼痛、幻肢痛、外傷性末梢神経損傷後疼痛、神経変性疾患による痛みなど）
② 神経損傷後疼痛動物モデルから明らかになった病態生理学的機序（神経腫異常発火、脊髄後角の興奮性亢進、脊髄後角グリア細胞の働き、下降性抑制系の障害など）
③ 薬剤反応性（NSAIDs効果なし、オピオイド効果少ない、抗けいれん薬効果あり、など）
　議論の場において、神経障害性疼痛という言葉が上記3つのどの視点から用いられているのかが区別されずに使用され、混乱を招くことが多い。

---

2. どのようなケースに心理社会的要因を配慮するか

　一般臨床医の忙しい日常外来診療において、痛みを訴えるすべての患者に不眠の有無や意欲の低下などを評価して対応するのは困難であろう。どのような症例に睡眠や心理状態、患者の家庭環境や周囲の状況まで配慮しなければならないのであろうか？
　① 他覚的所見と患者の訴えや行動との乖離が大きい場合
　② 痛みの持続期間が通常の経過に比して長い場合
　③ 多数の医療機関の受診歴がある場合
　上記のような場合に心理社会的要因を含めた総合的な評価が求められる。心理社会的要因の評価法の詳細は第3章-4を参照していただきたい。
　患者から痛みを切々と訴えられても、医療者はその苦しみがいかほどのものであるかは本人でない以上、知りようがない。そこで、朝起きてから寝るまでの日常生活を順序立てて聞いていくと、その活動状況から、その患者の痛みのうちの「活動」という一つの側面を評価することができる。実際に問診してみると、痛みの訴えは大きいが日常生活は痛みを生ずる前と大差なく生活している場合もあれば、逆に、訴えは控えめで表情は苦悶様ではないけれども痛みによって生活が大きく変わり活動範囲が著しく制限されている症例もある。活動評価には疼痛生活障害評価尺度（pain disability assessment scale：PDAS）やSF-36、SF-8などがあり、臨床研究の場で広く用いられている。しかし一般臨床医の限られた診療時間でこれらを有効に活用するには無理がある。上記のとおり日々の活動を順序立てて問診するのが現実的である。特に、痛みが強くなる前にできていた日常の行為のうち、痛み増強後にできなくなったことがあればそれを診療の対象として取り上げ、治療効果や回復の指標として活用するとよい。

3.服薬説明

　痛みの軽減目的で薬を処方する際に行う服薬説明は、その後の診療に大きな影響を与える。その薬剤の目的、期待できる効果、起こりうる副作用、継続期間などをわかりやすく説明することが重要である。患者の理解力は薬物治療を安全に実施するうえでの前提条件となる。理解力が十分でない場合にはできる限り単剤で副作用の少ない処方を心がけ、家族や介護者に十分理解していただく必要がある。また、抗けいれん薬や抗うつ薬には、ふらつきや幻暈、眠気などの副作用を有する薬剤が多いので特に注意が必要である。

（柴田政彦、田口敏彦）

文献

1) 小川節郎：日本人慢性疼痛患者における神経障害性疼痛スクリーニングツール質問表の開発．ペインクリニック 2010；**31**：1187-1194

3．痛み診療で使用する薬剤を知る

薬を使いこなす

1．痛みの軽減目的で処方する薬剤

　痛みが主症状の患者を対象にする状況では、痛みの軽減、不眠、抑うつ、不安など痛みに付随する症状を改善する目的で種々の薬剤を用いる。おのおのの効果と副作用を知ったうえで使いこなすことが重要である。

　薬剤の効果発現までに要する時間を知り、前述の服薬説明の際に活用するとよい。表1に鎮痛目的で用いる各種薬剤の効果発現時間の目安をまとめた（詳細は第5章-1参照）。抗けいれん薬の効果発現は比較的早く、1〜2日程度で現れることが多いが、薬剤によっては鎮痛必要量まで漸増期間を伴うことを念頭に置かなければならない。抗うつ薬の抗うつ作用が発現するには最低2週間はかかるとされている一方で、抗うつ薬が痛みに効果を発揮するには、数日程度と比較的短期間で効果が現われるとされている。ただし、消炎鎮痛薬や麻薬性鎮痛薬の効果はわかりやすいのに対して、三環系抗うつ薬や漢方薬の効果は比較的漠然としている。そこで、このような薬剤の効果判定は患者自身の印象だけでなく、家族など周囲の人々の観察も参考にする。特に抗うつ薬の効果は、「少し家事をするようになりました」というような言動としてあらわれ、「痛みが楽になりました」というはっきりとした表現をされることは多くない。このように、患者自身が薬剤の効果を自覚しないで行動変化がみられる場合もあるので、特に今までの治療が奏効しなかった患者の場合には、患者の「効いていない」という言葉だけで判断しないようにすることが肝要である。患者は薬の効果について誤った知識や印象を持っていることが少なくない。例えば、痛みを訴えて処方された薬は、「痛み止めなので痛いときに服用すると直ちに効果が期待できる」と信じていたりする。「痛みを軽減させるために薬を飲むことは体に悪く、できる限り避けたほうがよい」と考えている患者は非常に多い。詳しく説明しても患者の認識を変えることは容易ではないので、現実的には患者の意思を尊重し、症例ごとに対応策を考え治療していくことになる。

表1　鎮痛目的で用いる各種薬剤の効果発現時間の目安

消炎鎮痛薬：服用後数十分（ただし徐放性の場合は遅い傾向　第5章-1 表1〈p135〉参照）
即効性オピオイド（モルヒネ、コデインリン酸塩など）：服用後 数十分
徐放性オピオイド：服用後 数時間
抗てんかん薬（ガバペンチン、プレガバリンなど）：服用後1〜2日
抗うつ薬：服用後 数日〜数週間

2. 効果が比較的緩やかな薬剤

日常よく使われているワクシニアウイルス接種家兎炎症皮膚抽出液（ノイロトロピン®）やリマプロストアルファデクス（オパルモン®）などの薬剤は二重盲検法で痛みに対する有効性が示されている。眠気など中枢神経系の副作用や消化管障害もきわめてまれで、安全に使用できるため非常に多くの患者に使われている。多くの日本人は痛みに対して我慢強く薬剤の副作用を嫌う傾向があるので、効果の穏やかなこれらの薬剤が好まれる傾向にある。これらの薬剤は高齢者、合併症の多い患者、種々の副作用の出やすい患者の疼痛管理にも安心して使用できる。

Clinical tip's

薬に対する思い込み

個々の薬剤に対する医師の思い込みは意外なほど大きい。多くの医師は発売当初に処方した患者の反応や、他の医師たちからの情報によってその薬の効果や副作用についての印象を持つようである。医師によって個々の薬剤に対する印象が大きく異なるのはそのためだと思われる。使用する医師の行動が効果に影響しプラシーボ効果の一部を形成することは古くから知られており、薬剤の効果判定には二重盲検法が用いられるようになった。医師は当然良い印象を持っている薬剤を使用するので、この思い込みは通常良い効果を発揮しているものと推察される。しかしながら、この思い込みの現象が集団に生ずると実際には効果のない薬剤が広く使われたり、逆に些細な副作用が過剰に警戒され、あまり使用されなかったりといった好ましくない影響となってあらわれうる。

副作用の把握とその対策

1. 臨床上とくに気をつけたい副作用

本項では頻度が高く、臨床上とくに気をつけるべきものを解説する（表2）。

1）消炎鎮痛薬

いわゆる消炎鎮痛薬は、シクロオキシゲナーゼ（cyclooxygenase：COX）を阻害し、抗炎症、鎮痛作用を発揮するが、COX-1 は胃十二指腸粘膜の保護作用を有するので、その阻害によって消化管障害が発生する可能性がある。腎機能障害はCOX-1、2阻害薬どちらでも生じうる。高齢者での長期使用や腎機能障害を有する患者では特に注意を要する。また、消炎鎮痛薬が下腿浮腫の原因となる例も少なからず経験する。消化性潰瘍の既往、腎機能障害、ワルファリン（ワーファリン®）服用中の患者、および消炎鎮痛薬による胃腸症状、下腿浮腫などの副作用を生じた患者に対しては消炎鎮痛薬を中止し、アセトアミノフェンに変更する。

2）麻薬性鎮痛薬

麻薬性鎮痛薬にはモルヒネ、フェンタニル、オキシコドンのような処方の際に麻薬免許を必要とする薬剤と、コデインリン酸塩、トラマドール、ブプレノルフィン、

表2 臨床上使用頻度が高い鎮痛薬の効果・副作用・投与量

	痛みの種類	効果	副作用	投与量	その他の注意点
NSAIDs（ロキソニン®、セレコックス®、ボルタレン®、ハイペン®ロルカム®など）	侵害受容性	数分〜数時間（剤型による）	消化性潰瘍、腎機能障害、出血傾向の助長、浮腫		
アセトアミノフェン（ピリナジン®、カロナール®、ナパ®）	侵害受容性	15〜30分	1日あたり4000 mgを超える大量投与で肝毒性の可能性	300〜1000 mg/回 1日3〜4回	
コデインリン酸塩	侵害受容性	30〜60分	便秘、嘔気、嘔吐、眠気	20〜100 mg/回 1日3〜4回	通常緩下剤併用が必要
塩酸モルヒネ（塩酸モルヒネ散錠）	侵害受容性＞神経障害性	30分で最大効果	便秘、嘔気、嘔吐、眠気	5〜30 mg/回 1日3〜4回	通常緩下剤併用が必要
フェンタニルパッチ（デュロテップ®MTパッチ）	侵害受容性＞神経障害性	12時間	便秘、嘔気、嘔吐、眠気	非がん性疼痛には通常2.1〜4.2 mg 3日おきに貼り替え	
トラマドール	侵害受容性＞神経障害性	30分	便秘、嘔気、嘔吐、眠気	100〜400 mg/日 1日3〜4回	アセトアミノフェンとの合剤が発売予定
プレガバリン（リリカ®）	神経障害性 その他の機能性疼痛	2〜3日	浮動性めまい、眠気、体重増加、浮腫	100〜600 mg/日 分2	腎機能障害により必要量大きく異なる
ノルトリプチリン（ノリトレン®）	神経障害性 その他の機能性疼痛	1〜数週間	口渇、倦怠感、眠気、ふらつき、便秘、排尿障害、動悸	10〜100 mg/日 分1〜3	少量から開始し漸増
アミトリプチリン（トリプタノール®）	神経障害性 その他の機能性疼痛	1〜数週間	口渇、倦怠感、眠気、ふらつき、便秘、排尿障害、動悸	10〜100 mg/日 分1〜3	少量から開始し漸増 ノルトリプチリンより効果は強力だが副作用も強い
ワクシニアウイルス接種家兎炎症皮膚抽出液（ノイロトロピン®）	神経障害性 侵害受容性 その他の機能性疼痛		特になし	4錠/日 分2	安全性が高い

ペンタゾシンのような特別な免許が必要でない薬剤とがある。麻薬性鎮痛薬の多くはμオピオイド受容体と結合し鎮痛作用を発揮するが、副作用として便秘、吐気、眠気、長期使用による嗜癖などを引き起こしうる。現在非がん性慢性疼痛に使用可能な麻薬性鎮痛薬は、塩酸モルヒネ錠、塩酸モルヒネ散、フェンタニルパッチ（3日間型）、コデインリン酸塩に限定されている。フェンタニル貼付剤の使用はコデインリン酸塩ないしは、モルヒネからの切り替えに限定されている。2011年中にトラマ

ドールとアセトアミノフェンの合剤と、ブプレノルフィンの貼付剤が使用可能となる見込みである。

　コデインリン酸塩は60 mg/日分3程度から開始し、効果と副作用をみながら最高300 mg/日程度まで増量可能である。作用時間が短いので症状に応じて投与回数を増やす。最も多い副作用は便秘で、通常緩下剤の処方を必要とする。酸化マグネシウムに加えて、センノサイド（プルゼニド®）もしくはピコスルファートNa（ラキソベロン®）の併用を必要とすることが多い。また、吐き気を伴うことも多いので、その場合はプロクロルペラジン（ノバミン®）、メトクロプラミド（プリンペラン®）などの制吐剤を要する。

　塩酸モルヒネは、コデインリン酸塩と同様に作用時間が短いので、がん性疼痛に用いる際には4時間おきの服用が勧められていた。しかしながら、塩酸モルヒネが奏効するような非がん性の運動器疾患に伴う痛みの多くは侵害受容性疼痛で、運動時痛が主症状であり、就寝時に血中濃度が下がってもさほど問題とならないことが多い。薬剤の効果持続時間がそのまま鎮痛持続時間に該当しないので、毎食後と眠前の分4処方が現実的であろう。用量としては20〜120 mg/日を用いる。120 mg/日以上の量を長期的に使用する場合には、病態、心理社会的側面、抑うつや体重減少、嗜癖および不適切使用の可能性など十分に注意する必要性がある。副作用は便秘、嘔気、嘔吐、眠気、かゆみ、せん妄、嗜癖、食欲減退などである。便秘や嘔気嘔吐は緩下剤や制吐剤によってコントロール可能な場合が多いが、その他の副作用、例えばせん妄、抑うつ、嗜癖などの場合には患者が継続を希望しても使用中止とすべきである。非がん性慢性疼痛患者に麻薬性鎮痛薬を開始する際には、処方開始前に上記のような副作用で投与中止の可能性があることを十分説明し、文書にて同意を得ておくことが肝要である。

　フェンタニルは貼付剤（3日型）として非がん性疼痛に使用可能である。使用に際してはe-learning（インターネットを用いた講習）を受講する必要がある。コデインリン酸塩もしくはモルヒネからの変更に限定されており、3日ごとに貼り替えて使用する（がん性疼痛に対しては1日貼り替え製剤もある）。便秘はモルヒネに比べて少ない。デュロテップ®MTパッチ2.1 mg/3日はモルヒネ45 mg/日、4.2 mg/日はモルヒネ45〜134 mg/日に該当する。貼付剤であるため使用しやすい反面、調節性や速効性はない。モルヒネに比し便秘の副作用が少ない。非がん性疼痛に対して古くから麻薬性鎮痛薬を用いてきた欧米においてさえ長期的な安全性について十分な評価がなされていないため、専門家の間では麻薬性鎮痛薬の非がん性疼痛に対しての使用に関して慎重であるべきとの意見が主流である。副作用は他の麻薬性鎮痛薬とほぼ同等であり、便秘、嘔気、嘔吐、眠気、かゆみ、嗜癖、食欲減退などがある。

　トラマドール（トラマール®）は現在わが国ではがん性疼痛にのみ保険適応がある。2011年中にはアセトアミノフェンとの合剤（トラムセット®）が、非オピオイド鎮痛

剤で治療困難な非がん性慢性疼痛および抜歯後の疼痛における鎮痛を効能効果とし発売される予定である。変形性膝関節症や変形性脊椎症に伴う侵害受容性の慢性疼痛に対しての効果が期待され、消炎鎮痛薬のみでは痛みのコントロールの難しい症例や消化性潰瘍や腎機能障害、ワルファリンなどとの併用で消炎鎮痛薬の使用が懸念されるような症例で効果が期待できる。また、μオピオイドアゴニストとしての作用だけでなく、セロトニンとノルアドレナリン再吸収阻害作用を有し神経障害性疼痛に対する効果もある。ただし徐放製剤はまだ開発されておらず、1日4回の服用が必要である。副作用は他のオピオイドと同様であるが、程度は軽く、長期使用による依存の可能性は低いことが知られている。

　ブプレノルフィンは注射薬（レペタン®注）と坐剤（レペタン®坐剤）が術後痛やがん性疼痛に対して広く用いられている。2011年中にブプレノルフィン貼付薬（ノルスパン®テープ）が変形性関節症および腰痛症に伴う慢性疼痛に使用可能となる。その強い鎮痛作用はレペタン®注およびレペタン®坐剤ですでに知られているが、非がん性疼痛への使用の場合には、ふらつき、嘔気などの急性期の副作用に加えて、麻薬性鎮痛薬に伴う長期的な副作用に対する注意が必要である。

3）抗うつ薬　三環系抗うつ薬

ⅰ）アミトリプチリン（トリプタノール®）

　鎮静作用が最も強いが、口渇などの副作用も最も強い。慢性の痛みに対してトリプタノールが有効とするエビデンスは多いが、口渇や全身倦怠感などの副作用も強く、十分な副作用説明なしに最初からトリプタノールを使うと薬物治療への不安感を形成する可能性があるので注意が必要である。神経障害性疼痛の第一選択薬に位置付けられている。他の三環系抗うつ薬と同様に房室ブロックなど心臓刺激伝導系への影響も報告されているので、使用前に心電図をとっておき、定期的にフォローするのが望ましい。心電図で異常がみられた場合には、直ちに中止ないしは他剤へ変更したうえで、循環器内科医にコンサルトする。効果がリスクを上回ると判断した場合にのみ継続を考慮する。

ⅱ）ノルトリプチリン（ノリトレン®）

　アミトリプチリンに比べると比較的副作用が少なく使いやすい。副作用は、アミトリプチリンと同様に口渇、全身倦怠感、眠気、排尿障害、動悸、便秘、薬疹などである。男性で排尿障害を生じた場合には、潜在的な前立腺肥大症が関与している場合があるので、泌尿器科にコンサルトする。タムスロシン（ハルナール®）などのα_1遮断薬で改善する場合が多い。便秘も緩下剤の併用にて投薬を続けることができる場合が多いが、いずれの場合も効果が副作用を上回らなければ投与を中止する。

4）抗うつ薬（セロトニン・ノルアドレナリン再取込み阻害薬：SNRI）

　セロトニンとノルアドレナリンの脳内取り込みを抑制し、三環系抗うつ薬に準じた作用が期待できる。三環系抗うつ薬より副作用は少なく、国際疼痛学会がまとめた神経障害性疼痛に対する薬物治療ガイドラインの第一選択薬に入っている。ただ

し、有痛性糖尿病性神経障害以外のエビデンスは少ない。本邦で使用可能な SNRI はミルナシプラン（トレドミン®）とデュロキセチン（サインバルタ®）があるが、将来有痛性糖尿病性神経障害に対してデュロキセチンが保険適応となる見込みである。副作用で多いのは嘔気とふらつきである。

5）抗うつ薬（選択的セロトニン再取込み阻害薬：SSRI）

臨床現場で最も多く使われている抗うつ薬であるが、SSRI が痛みの緩和に有効であるというエビデンスは多くない。三環系抗うつ薬に比し副作用が少なく使いやすいのが特徴である。抑うつが慢性の痛みに関与している場合にはよい適応である。効果がない場合には、SNRI や三環系抗うつ薬への変更を検討したほうがよい。副作用として頻度の高いものは使用初期の嘔気である。経過観察で改善する場合が多い。

Clinical tip's

セロトニン症候群

セロトニン症候群は、脳内のセロトニン機能の異常亢進による中枢神経系および自律神経系を介した症状を呈する症候群である。セロトニン作動性の薬剤で発症し三環系抗うつ薬、SSRI、SNRI、NaSSA いずれの薬剤でも発症する危険がある。種々の診断基準があるが、比較的簡便で信頼度の高いものとして The Hunter Serotonin Toxicity Criteria、2003 があり、セロトニン作用性の薬物投与の既往を前提とし、① 振戦と反射亢進、② 自発のクローヌス、③ 筋強剛と 38 度以上の高熱に加えて眼球のクローヌスまたは誘発性クローヌス、④ 眼球のクローヌスに加えて、不安・焦燥感または発汗、⑤ 誘発性クローヌスに加えて不安・焦燥感または発汗、のうち 1 つ以上の徴候がみられた場合にセロトニン症候群と診断すべきとしている。セロトニン症候群の治療は、まず第一に原因薬剤の中止であるが、重症度に応じて補液から集中治療などの対症療法が必要である。

6）抗けいれん薬

ⅰ）ガバペンチン（ガバペン®）、プレガバリン（リリカ®）

ガバペンチン、プレガバリンは、Ca チャネルの $\alpha_2\delta$ サブユニットに結合し、種々の神経伝達物質の放出に影響を与える。帯状疱疹後神経痛、有痛性糖尿病性神経障害をはじめとする末梢神経障害性疼痛に適応がある。脊髄障害性疼痛などの中枢性神経障害性疼痛にも効果があるというエビデンスはあるが、本邦ではまだ保険診療の適応ではない。投与初期には眠気や浮遊性めまい、長期処方によって体重増加、四肢顔面の浮腫が出現することがある。ガバペンチン、プレガバリンは腎排泄であるから腎機能障害患者には減量して用いる。クレアチニンクリアランスに応じて投与量が決められている（表3）。

ⅱ）カルバマゼピン（テグレトール®）

幻暈、ふらつき、眠気の副作用は頻度が高く、投与量と相関する。減量ないしは中止によって副作用は消失する。薬剤のうち中毒性表皮壊死症やスティーブン・ジョ

表3 クレアチニンクリアランスに応じた投与量

クレアチニンクリアランス(mL/min)	≧60	≧30〜＜60	≧15〜＜30	＜15	血液透析後の補充用量*
1日投与量	150〜600 mg	75〜300 mg	25〜150 mg	25〜75 mg	
初期用量	1回75 mg 1日2回	1回25 mg 1日3回 または 1回75 mg 1日1回	1回25 mg 1日1回 もしくは2回 または 1回50 mg 1日1回	1回25 mg 1日1回	25 または 50 mg
維持量	1回150 mg 1日2回	1回50 mg 1日3回 または 1回75 mg 1日2回	1回75 mg 1日1回	1回25 または 50 mg 1日1回	50 または 75 mg
最高投与量	1回300 mg 1日2回	1回100 mg 1日3回 または 1回150 mg 1日2回	1回75 mg 1日2回 または 1回150 mg 1日1回	1回75 mg 1日1回	100 または 150 mg

＊：2日に1回、本剤投与6時間後から4時間血液透析を実施した場合のシミュレーション結果に基づく。

ンソン症候群といった重篤、かつ致命的な皮膚反応の発現がもっとも多いので、処方に際しては家族も含めた十分な説明が必要である。疑われた場合には即時中止と入院治療が必要となる。重症度によっては集中治療を必要とする。

7）アセトアミノフェン

アセトアミノフェン（ピリナジン®、カロナール®、ナパ®）は侵害受容性の疼痛に有効で、その鎮痛作用機序はいまだに不明である。NSAIDsのような消化管障害や腎機能障害はなく、安全に使用できる。従来本邦で認められてきた900 mg/日の使用量では効果が十分でなく、1回1,000 mg、1日5,000 mgまで増量が可能である。持続性の痛みの場合には1日4回の服用が必要である。注意を要する副作用は肝機能障害であるが、通常の使用量での発生はまれであり、1日あたり150 mg/kg以上の使用で発生するとされている。CYP3A4を誘導するフェノバルビタール、カルバマゼピン、イソニアジドとの併用および飲酒は注意を要する。

2．ノセーボ効果について

患者が薬と直接因果関係がないと思われる副作用を訴える場合がある。このような副作用の発現を、プラシーボ効果の逆でノセーボ効果という。副作用がその薬剤の特異的な影響かどうかを正確に見極めることは困難なので、薬の添付文書には特異的な副作用とは限らない副作用まで記載されている。最近は患者自身が添付文書を読み、出現した症状が服用した薬剤と因果関係があると主張される場合が非常に多いので混乱の原因となっている。患者の訴えが薬による特異的なものではないと

考えられる場合、「因果関係を完全には否定できないものの、おそらくないと思う」とはっきりと説明するのが望ましい。場当たり的な説明が医療への不信感やドクターショッピングの遠因となるからである。

3. 高齢者の副作用

　薬物治療に限らず痛みに対する治療で非常に難しいのは高齢者の痛みである。運動器由来の慢性の痛みは高齢者に多く、また薬物の副作用は高齢者で出現しやすい。特に麻薬性鎮痛薬、抗うつ薬、抗けいれん薬などはふらつきのため転倒のリスクが懸念される。高齢者の場合これらの薬剤使用がためらわれる場合が多いが、やむをえず使用する場合には家族など世話をする人々にも十分説明したうえで少量から開始する。アセトアミノフェンやワクシニアウイルス接種家兎炎症皮膚抽出液は、効果は強くはないがふらつきなどの副作用はほとんどなく、抗凝固薬使用中の患者にも安全に使用できるという長所がある。

〈柴田政彦〉

4. 痛み治療の効果を評価する

評価法の種類と使い方

1. 痛みの強さの評価
1) 視覚的アナログスケール：visual analogue scale（VAS）

　長さ10 cm（100 mm）の横線上を被検者に見せる。左端は疼痛なし、右端はこれまでに感じた最悪の痛みとして、現在感じている痛みの程度を示してもらう方法である。100 mmを10等分し、痛みがどの領域にあるかを判定する方法（11段階評価）と、被検者が示した線上のポイントの長さを測定する方法（100段階評価）がある。

2) 数値的評価スケール：numerical rating scale（NRS）

　痛みの強さを0から10までの11段階として、現在感じている痛みの強さを伝えてもらう方法である。

2. QOLの評価
1) MOS 36-item short-form health survey（SF-36）日本語版[1]

　包括的QOL尺度であり、疾患や障害の有無にかかわらず、健康状態を測定し比較することができる。SF-36は36項目からなり、8つの下位尺度から構成される。その尺度は、身体機能（physical functioning：PF）、日常役割機能（身体）（role physical：RP）、身体の痛み（bodily pain：BP）、社会生活機能（social functioning：SF）、全体的健康感（general health perceptions：GH）、活力（vitality：VT）、日常役割機能（精神）（role emotional：RE）、および心の機能（mental health：MH）である。各項目で得点が算出され、得点が高いほど健康関連QOLが高いことを示す。スタンダード版は「過去1ヵ月」を聴く内容なので、質問票を実施する間隔に留意する必要がある。

2) 疼痛生活障害評価尺度（pain disability assessment scale：PDAS）[2]

　九州大学心療内科の有村らが開発した方法で、本邦における痛みを対象とした診療や臨床研究に広く用いられるようになった。20項目60点満点で最近1週間の活動に伴う困難さを各項目0から3の4段階で評価する。得点が高いほど活動に障害があることを示す。

3) Roland-Morris disability questionnaire（RDQ）日本語版[2]

　腰痛特異的QOL尺度で国際的に最も広く使用されている。RDQは、「今日」の腰痛の状態についての質問24項目からなる。各項目とも、「はい」と回答されている場合には1点、「いいえ」と回答されている場合には0点を与える。24項目が、0〜

24点の範囲で得点化される。高得点ほど腰痛によって日常生活の障害の度合いが高いことを示す。

4）変形性膝関節症患者機能評価尺度（Japanese knee osteoarthritis measure：JKOM）

「疼痛とこわばり」「日常生活機能」「全般的活動」および「健康状態」の4グループ25項目に対して、自記式で回答する。回答の選択肢は、5段階評価で、総得点は、0点から100点である。得点が高いほど重症であることを示す。

5）日本整形外科学会頚部脊髄症評価質問票（Japanese Orthopaedic Association cervical myelopathy evaluation questionnaire：JOACMEQ）

最近1週間の状態について5因子24項目に対して、被検者が自記式で回答する。5因子は、「頚椎機能」「上肢運動機能」「下肢運動機能」「膀胱機能」および「QOL」である。各因子得点の各因子得点の最小値が0点で最大値が100点である。値が大きいほど良好な状態であることを示す。また、最近1週間で最もひどい頚部痛や上肢のしびれの程度については、VASを用いて評価する。

6）日本整形外科学会腰痛評価問診票（Japanese Orthopaedic Association back pain evaluation questionnaire：JOABPEQ）

最近1週間の腰痛の状態について5因子25項目に対して、被検者が自記式で回答する。5因子は、「社会生活障害」「心理的障害」「腰痛機能障害」「歩行機能障害」および「疼痛関連障害」である。各因子得点の最小値が0点で最大値が100点である。値が大きいほど良好な状態であることを示す。また、最近1週間で最もひどい腰痛、下肢痛および下肢のしびれの程度については、VASを用いて評価する。

3．心理的評価

1）抑うつの評価

抑うつの評価法として自己評価式抑うつ性尺度（self-rating depression scale：SDS日本語版）、Hospital Anxiety and Depression Scale（HAD）などがある。抑うつは痛みが慢性化した患者で高頻度にみられ、その評価は治療上重要である。HADは抑うつと不安を評価する方法で、抑うつ、不安おのおの7項目よりなり、各項目は0～3点で採点され、21点満点である。高いほど重篤であることを示し、0～7点を「不安、抑うつなし」、8～10点を「疑診」、11点以上を「確診」と分類する。

2）痛み破局化尺度

痛みのことをあれこれと考えたり誇張してとらえ、痛みに対して無力だと感じることを破局化と呼び、慢性疼痛患者でしばしばみられる。痛みの破局化尺度（pain catastrophizing scale：PCS日本語版）は、13項目をそれぞれ5段階で評価し、得点が高いほど破局化が強い傾向を示す[4]。

4. その他

その他の痛みの評価法として、口頭式評価スケール（verbal rating scale：VRS、verbal description scale：VDS）、フェイススケール（face rating scale：FRS）McGill pain questionnaire（MPQ）がある。また、QOLの評価法として、生活満足度尺度（LSIK）、World Health Organization quality of life assessment instrument（WHOQOL）、関節疾患に特異的な arthritis impact measurement scales 2（AIMS2）、変形性股・膝関節症に特異的な Western Ontario and McMaster Universities osteoarthritis index（WOMAC）、腰痛に特異的な Oswestry low back pain disability questionnaire（ODI）、および骨粗鬆症患者に特異的な日本骨代謝学会骨粗鬆症患者QOL評価質問表（JOQOL）がある。

評価法を用いずに治療評価を行う際のコツ

1. 患者の主体性を重視する

質問票を用いた評価法は非常に有用ではあるが、時間がかかるので、忙しい日常臨床においてそれらを使って薬物治療の判断に用いるのは事実上困難である。痛みについては、「非常に楽になった」「痛みが半分以下になった」「半減した」「2～3割減った」「わずかに減った」「変わらなかった」「悪化した」などの簡単な評価でも十分であり、抑うつについては「やる気が出るようになった」「気持ちが沈まなくなった」という程度の判定が現実的である。活動の評価に関しては、患者個々の日常生活の様式を聞いておき、今まで痛みのためにできなかったことの中でできるようになったことを聴くことによって判断することができる。

痛みを評価するうえでの注意点としては、なんらかの治療を施した後に医師が「どうですか、楽になりましたか？」という質問をすると、医師-患者関係を良好に保とうとする無意識的な暗示のためか、患者は「おかげさまで楽になりました」というような良い反応を示すことが多い。一方、効果があったので治療継続を望む場合に「痛みはまだ残っている」と否定的な反応を示すこともある。患者の反応は、このようにさまざまな要因の影響を受けるので、医療者は「いかがですか」「変化はなかったですか」などの開かれた質問（open question）をし、治療に対して患者が感じたことそのままを表現できるように努めたい。控えめな患者の場合、治療の継続を望んでいるか否か、他の治療法への変更を望んでいるのか否かなど、医療者が患者の本心を計りかねることもまれではない。痛みを対象に診療する場合、患者自身が治療法を決めるという患者主導型の診療が望ましいが、本邦の医療は医者の決めた治療に患者が従うという患者受身型の診療スタイルがなお強く残っており、患者主導型診療には医師も患者も慣れていないためその実践は容易ではない。しかし、痛みの診療にあたっては、患者の主体性を重視し、痛みの自己管理能力を最大限利

用することが長期的に良い効果と無駄な医療費の削減につながる。

2. 長期的維持

何年も続く慢性の痛みが薬物治療によって消失することは少ない。ある程度の効果があれば「現状維持」が目標となる。すなわち、病状に大きな変化がなければ定期的に外来受診していただき、同じ処方を続けることになる。その際の注意点は、

① 長期処方による薬剤の副作用の出現．特に麻薬性鎮痛薬

② 病状の変化や新たな疾病の罹患

などである。

前述のように、麻薬性鎮痛薬は非がん性慢性疼痛の治療において非常に有望な方法の一つではあるが、本邦はもとより欧米においても長期服薬の安全性についてはいまだ十分なデータがそろっているとは言えない状況であるので、今後慎重に追跡調査しなければならない。慢性の痛みを主訴に長期間通院している患者は痛みのみならず多彩な愁訴を受診のたびに繰り返し訴えることが多い。担当医はつい「いつもの訴えだ」と受け取り聞き流してしまいがちである。しかし、その訴えが器質的疾患の初発症状である場合もあるので常に注意を怠ってはならない。

3. 薬物治療の限界

前述のように患者の痛みの訴えは種々の要因で大きく影響を受ける。すべての患者の痛みを完全に消失させることは明らかに不可能である。不可能な目標を無理に達成しようとすると新たな弊害を生ずる。① 医療行為による副作用、② 医療費の高騰、③ 医療に対する失望などの心理的弊害、などである。

痛みの治療で用いられる薬剤のほとんどは対症療法であり、その効果には明らかに限界がある。患者の訴えが続くからという理由で薬剤を新たに処方したり投与量を増やしたりすると、気づかないうちに膨大な薬物を処方してしまう状況に陥る。効果のない薬剤は潔く中止することを原則とすることが上記の弊害を防ぐことになる。

（柴田政彦、関口美穂、紺野愼一）

文献

1) Fukuhara S, Suzukamo Y, Bito S, et al：Manual of SF-36, Japanese version 1.2, Public Research Foundation, Tokyo 2001
2) 有村達之，小宮山博朗，細井昌子：疼痛生活障害評価尺度の開発．行動療法研究 **23**：7-15, 1997
3) 福原俊一：日本人の腰痛有病割合と腰痛有訴者のRDQ基準値．福原俊一（編）：Roland-Morris Disability Questionnaire. 医療文化社，東京，2004
4) 松岡紘史，坂野雄二：痛みの認知面の評価 Pain Catastrophizing Scale 日本語版の作成と信頼性および妥当性の検討 心身医学：2007；**47**；95-102

第3章

主な症候とその薬物療法の実際

1. 神経障害性疼痛

はじめに

　神経障害性疼痛は、"体性感覚系に対する損傷や疾患によって直接的に引き起こされる疼痛"と定義[1]され、それとともにフローチャート式の神経障害性疼痛診断アルゴリズム（図1）も提案されている[2]。この診断アルゴリズムでは、まず疼痛の訴えに対して疼痛の範囲についての神経解剖学的妥当性と体性感覚系の損傷の既往や神経疾患の有無について評価し、それらが認められればさらに感覚機能の客観的検査を行ったうえで神経障害性疼痛であるか否かを診断するとしている。

　具体例として、手根管症候群と神経根症の2例を挙げた（図1）が、神経障害性疼痛の確定的診断は時として困難なことがある。そこで神経障害性疼痛診断アルゴリズムでは、

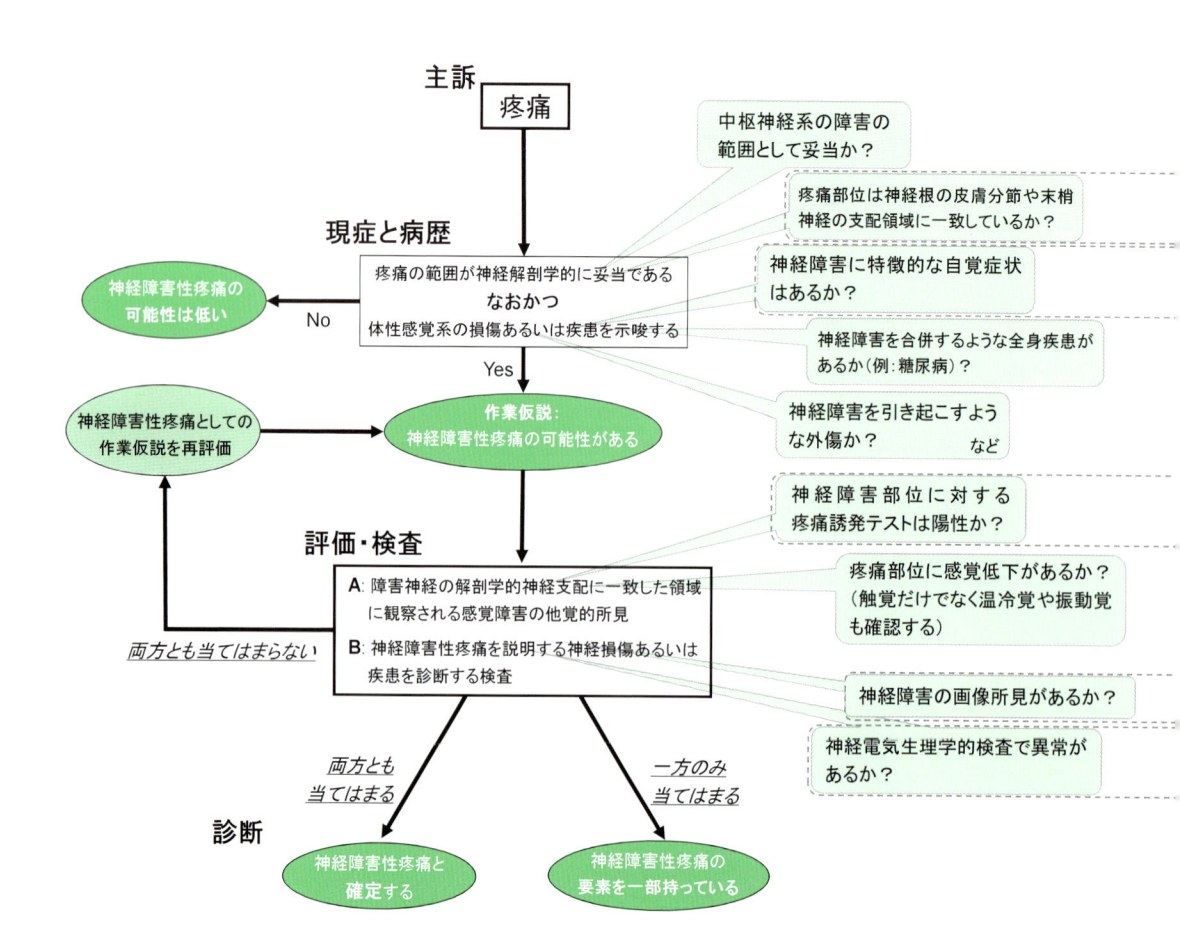

図1　神経障害性疼痛診断アルゴリズムとその解説

① 神経障害性疼痛と確定的に診断する（definite）
② 神経障害性疼痛の要素が含まれていると考えられる（probable）
③ 神経障害性疼痛の可能性はほとんどない（possible）

という3段階で評価することにしている[2]。このような段階的診断は、② 神経障害性疼痛の要素が含まれている（probable）という診断基準を設けることによって、他覚的所見が明らかでない患者に対しても神経障害性疼痛に準じた治療導入が図られることを期待している。また、筋骨格系の機械的刺激、炎症性刺激が病態とされる腰痛や関節症などにも神経障害性疼痛の要素が含まれていることも明らかにされており[3]、疼痛疾患の要素としての神経障害性疼痛にも、その病態に応じた治療導入が求められる。

神経障害性疼痛の診察

神経障害性疼痛の診療に際しては、患者の訴える痛みに耳を傾け、それを評価し

症例1

主訴：上肢痛

現症と病歴
- 手関節〜手掌拇指側半分と拇指・示指にかけての疼痛

なおかつ
- 夜間や起床時に、疼痛やしびれ感が増強する

評価・検査
- A：手根管を圧迫すると疼痛部位に放散痛が出現する
- B：正中神経伝導速度の遅延が認められる

診断：手根管症候群（正中神経障害性疼痛）

症例2

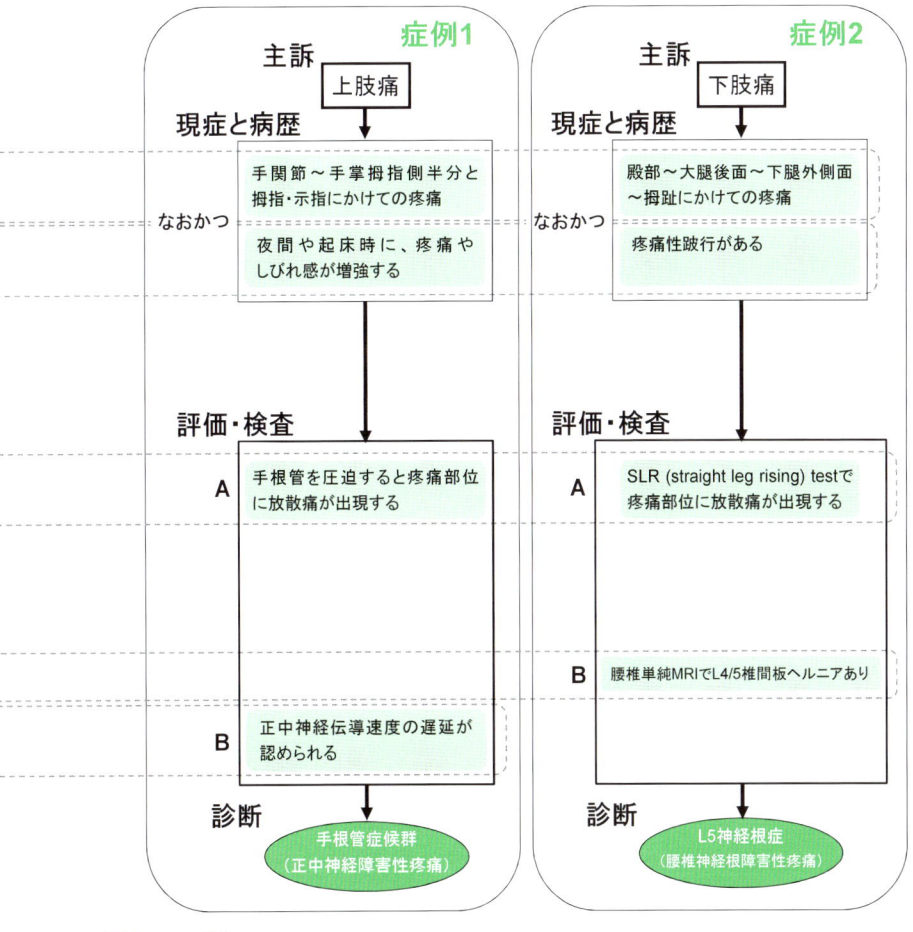

主訴：下肢痛

現症と病歴
- 殿部〜大腿後面〜下腿外側面〜拇趾にかけての疼痛

なおかつ
- 疼痛性跛行がある

評価・検査
- A：SLR (straight leg rising) testで疼痛部位に放散痛が出現する
- B：腰椎単純MRIでL4/5椎間板ヘルニアあり

診断：L5神経根症（腰椎神経根障害性疼痛）

図1 つづき

治療を行うことは当然のことながら重要である。通常の診療と同じく、痛みの発症起点とその経過、現在の痛みの状況と日常生活に対する影響を問診した後に、疼痛の範囲を確認し、痛みに随伴して「ピリピリとした」「蟻が這っているようなしびれた」感覚の有無や、痛みは持続的に感じるか、あるいは突発的に感じるか、また突発的に感じる際にはトリガーとなるような現象があるかを確認する。またこのとき、痛みの性質（後述）についても自発的に述べさせる。

　続いて、身体所見を評価する。神経障害性疼痛患者は神経脱落症状として感覚低下を伴うことが多い。疼痛部位に対して触覚刺激（Aβ神経線維）、振動刺激（Aβ神経線維）、pinprick刺激（Aδ神経線維）、冷刺激（Aδ神経線維）、温刺激（C神経線維）を加えて、その感覚低下の有無を評価する。刺激の内容に応じて伝導する神経線維は異なるため、複数の刺激を用いて神経障害を評価することが重要である。さらに、疼痛範囲および感覚低下を認める範囲の解剖学的神経支配領域に一致した筋肉の筋力低下の有無を確認する。神経障害時にはこれらの陰性症状以外に、痛覚過敏やアロディニア、腱反射亢進のような陽性所見を伴うことがある。これらの所見と画像診断や電気生理学的検査を評価し、総合的に神経障害の有無（すなわち神経障害性疼痛）を評価する。

神経障害性疼痛に随伴する症状（痛みの悪循環モデルに楔を）

　上述した神経障害性疼痛に関する問診や身体所見の評価に加えて、慢性的に継続する神経障害性疼痛に随伴した痛み以外の諸症状にも注目しなければいけない。

1. 情動障害の有無の評価

　抑うつや不安感などの情動障害の有無を評価する。神経障害性疼痛のように遷延する疼痛があれば気分が落ち込み、また将来に対する悲観的な考えや不安が現れることは当然の結果であって、このような症状を呈するからといって疼痛の訴えが心因性であると判断することは誤りである。また、このような情動障害を呈する神経障害性疼痛患者は、医療機関を受診する頻度が増加するなど医療費も増加し、疼痛の訴えも重度であることが多い[4]。この事実を言い換えると、情動障害の治療が疼痛の重症度を軽減させる一つのアプローチであると言える。

2. 睡眠障害の有無の評価

　睡眠障害の有無についての評価が必要である。「痛みがあって寝つけない」「痛みのために中途覚醒する」という訴えを、神経障害性疼痛患者からしばしば聴取する。睡眠障害は疼痛の誘発・増強因子である[5]とともに、抑うつ症状や不安・恐怖といった情動障害の誘発因子でもある[6]。したがって、睡眠障害の治療も疼痛の重症度を

軽減させる一つのアプローチである。

3. 痛みへのとらわれの評価

　痛みに対する誤った認識も治療対象であることを理解しなければいけない。神経障害性疼痛のような慢性疼痛患者の中には、痛みがあっても有意義に日常生活を送る患者もいれば、痛みにとらわれるあまり日常生活レベルが必要以上に低下している患者もいる。このような痛みにとらわれている患者の思考傾向として、痛みのことを何度も考えてしまう（反復）、痛みを必要以上に強い存在と考える（拡大視）、痛みから逃れる方法はないと考えてしまう（救いのなさ）傾向がしばしば認められる。このような痛みにとらわれた思考傾向を、"痛みの破局的思考 pain catastrophizing" と呼ぶ[7]。痛みに対する破局的思考は疼痛遷延化の危険因子として知られ、神経障害性疼痛患者に限らず線維筋痛症や非特異的腰痛など慢性疼痛疾患患者でその傾向が高いことが知られている[8]。したがって、このような痛みに対する破局的思考は情動障害や睡眠障害と同様に治療対象であると認識されなければならない。

　このような神経障害性疼痛に随伴する症状は、痛みへのとらわれ（破局的な思考）を契機として痛みに関連した不眠や不安−恐怖を惹起・増強し、痛みが起きるような日常生活を避け過度に安静を保つようになることから、廃用障害や ADL/QOL の低下、抑うつ傾向となり、これらが転じて疼痛認知がより強化される。このように神経障害性疼痛とその随伴症状はループ状に悪影響を与え合う「痛みの悪循環」（neuropathic pain-fear-avoidance model）を形成する（図2）[9]。神経障害性疼痛の薬物療法は、単純に痛みだけを治療対象ととらえるのではなく、この「痛みの悪循環」のそれぞれの因子を治療することを念頭に置かなければ成功しない。

神経障害性疼痛の薬物療法

　神経障害性疼痛の範疇に含まれる多様な疼痛疾患に対する多様な治療法を個別に扱うことは困難であるが、神経障害性疼痛全般に対する初期診療として薬物療法は必須である。

　海外では International Association for the Study of Pain（IASP）や European Federation of Neurological Societies（EFNS）、National Institute for Health and Clinical Excellence（NICE）などによる日常診療に即した神経障害性疼痛の薬物療法の治療指針が提案されている。しかし、神経障害性疼痛は既存の治療薬に対する反応が不十分なことや、確立された神経障害性疼痛の薬物療法であってもその有効性を予測することはできず、多剤を併用しなければならないことも多い。さらに、治療薬の鎮痛効果の発現が遅く副作用もしばしばある。これらのことを踏まえて、evidence-based medicine（EBM）の考えに則りつつも本邦の医療環境に応じ、わ

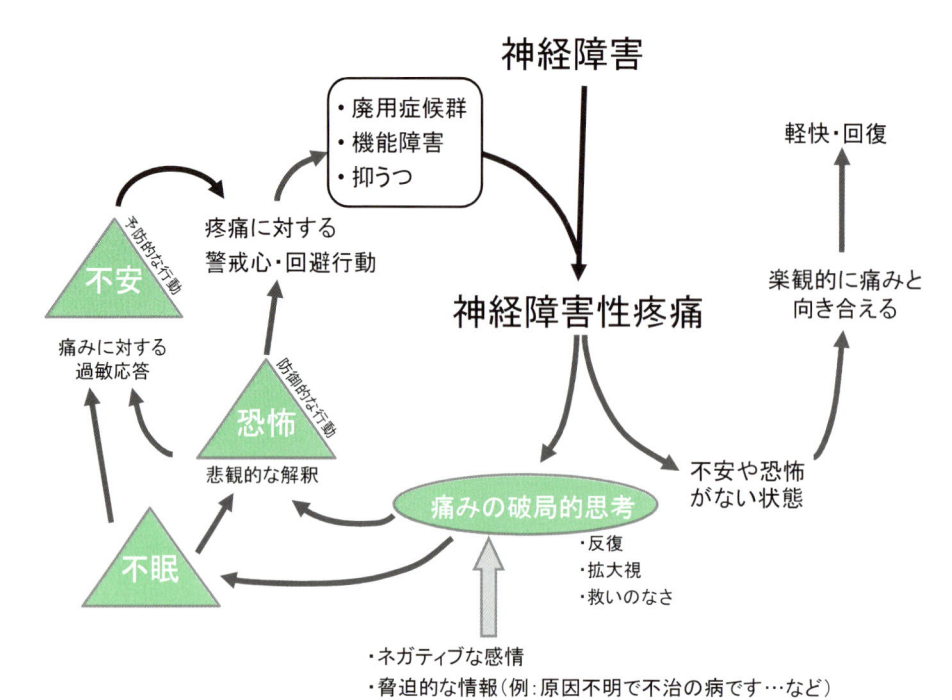

図2 神経障害性疼痛患者の neuropathic pain-fear-avoidance model
神経障害に伴って知覚される疼痛の認知は、痛みの破局的思考、不眠、不安-恐怖、抑うつなどの陰性因子によって修飾を受ける。これらは痛みの悪循環として疼痛の遷延化を引き起こす。
(文献[9]より許可を得て引用)

れわれが実践している神経障害性疼痛に対する具体的な薬物療法アルゴリズムと推奨事項を提案する(図3)。疼痛患者の重症度は、患者が受診する医療機関の規模や特徴によって自ずと異なることを考慮し、ここで提案する薬物療法アルゴリズムは疼痛専門医療機関以外を受診する患者を主な対象としていることをあらかじめ理解されたい。

Step 1. 薬物療法を開始する前に評価するべきこと

患者からの疼痛の訴えに対して、以下の事項を評価する。

① 痛みの強度(重症度)とその具体性(p49参照)。

② 痛みの診断・原因……神経障害性疼痛か? あるいはその要素を含むか? 悪性腫瘍などを見逃していないか? 糖尿病のような神経障害性疼痛を発症しうる全身疾患の治療は確実に行われているか?

③ 痛みによるADL/QOLの制限の有無とその程度。

④ 痛みに伴う睡眠障害の有無とその程度……睡眠時間、入眠障害の有無、中途覚醒の有無、熟眠感があるか? 生活リズム(就寝時間と起床時間)の評価。

⑤ 痛みに伴う抑うつ症状の有無とその程度……活力があるか? 食欲はあるか? 表情は豊かか(仮面様顔貌ではないか)?

⑥ 痛みに対する認識の評価……痛みに対する破局的思考の有無、痛みに対する不

安症状の有無とその程度。
　⑦ 神経障害性疼痛とは独立して存在する他の全身疾患……心疾患/腎疾患/肝疾患/神経系疾患(歩行障害)の有無(これらは薬物療法の投与量などに影響を与える)。

Step 2. 神経障害性疼痛に対する薬物療法の実践
　① 神経障害性疼痛の原因となる全身疾患に対する治療の開始。
　② アルゴリズムに則った薬物療法の実施（図3）。
　③ 必要に応じて薬物療法に並行して、非薬物療法について疼痛診療専門医療機関への紹介を検討する。

Step 3. 1種類の治療薬を開始するたびに行う患者の評価
　① 疼痛とそれに関連した ADL/QOL は服薬開始から 1〜2 週間後に再評価し、頻繁に評価を繰り返す。
　② 疼痛は軽減したか？……疼痛が 0〜10 までの 11 段階のうち 3 以下になり、副作用が認容できるのであれば処方薬を同用量で最低 3ヵ月は継続し、その後、漸減することを考慮する。疼痛が軽減するあるいは副作用が問題とならなければ処方薬を漸増させ再評価する。1 種類の治療薬では疼痛が 0〜10 までの 11 段階のうち 4 以上にとどまっているのであれば治療薬の追加や変更を考慮する。

神経障害性疼痛に対する薬物療法実施時の注意点 ―痛みの段階に応じた薬物の使い方

1. 痛みの段階が 5 以下の軽症神経障害性疼痛への薬物療法（図3①参照）

　軽症の神経障害性疼痛（例：手根管症候群や神経根症など）では NSAIDs や COX-2 選択的阻害薬が有効な症例をしばしば経験し、神経障害性疼痛の発症に炎症機転が存在する病態がある。このように 0〜10 までの 11 段階のうち 5 以下の軽症（〜中等度）であり待機的治療が可能な神経障害性疼痛に対して薬物療法を開始する場合は、一般的な筋骨格系疾患と同様に、副作用が少ない COX-2 阻害薬や NSAIDs、ワクシニアウイルス接種家兎炎症皮膚抽出液（ノイロトロピン®, p48 参照）から治療を開始するのが妥当である。ただし、神経障害性疼痛の薬物療法は長期間にわたって内服が必要なことがあり、NSAIDs よりも消化管出血などの副作用がより少ない COX-2 選択的阻害薬が望ましい。COX-2 選択的阻害薬の中では、エトドラクが神経障害性疼痛に対してより有効であることを示す研究が報告されている[10]。

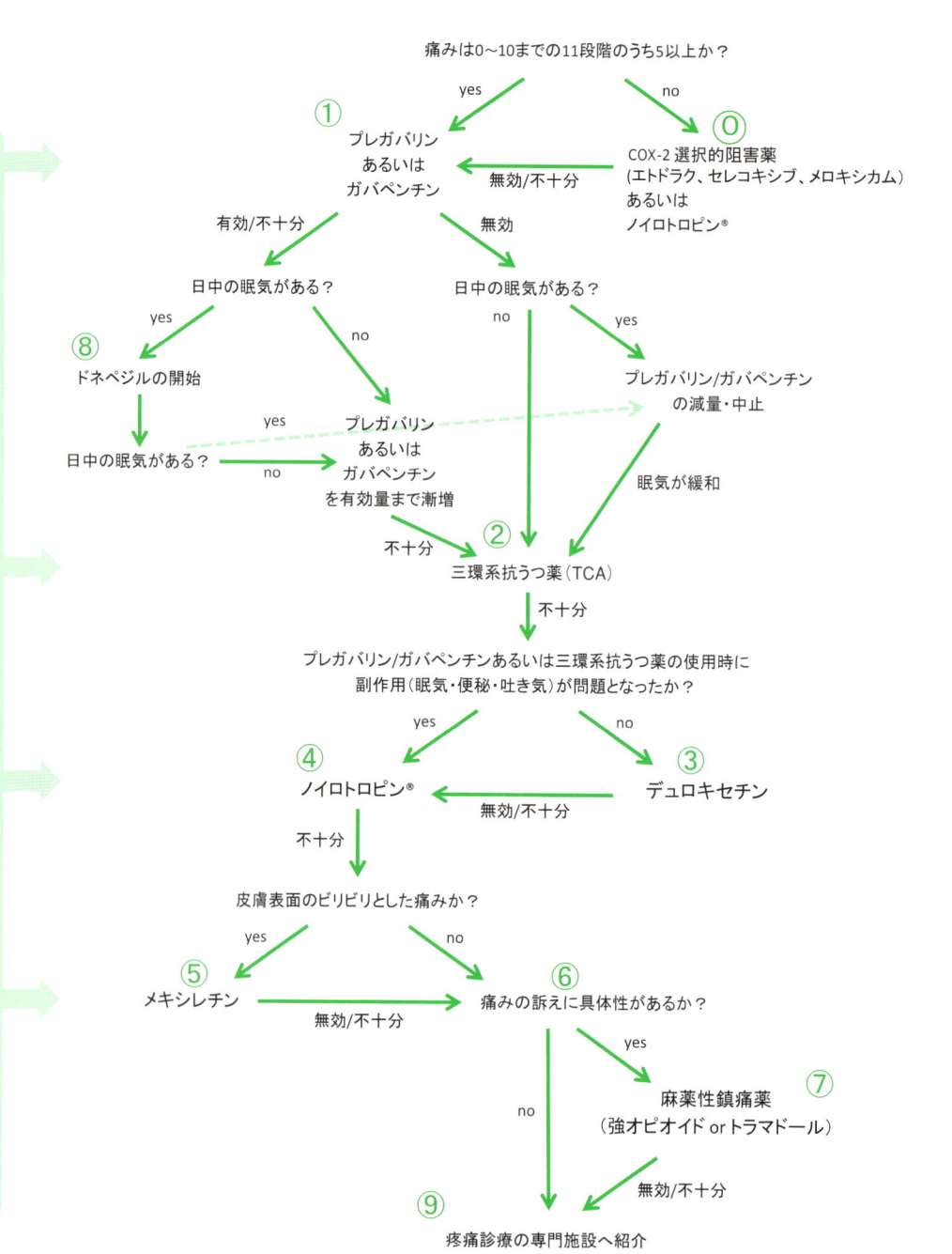

図3 本邦の医療環境に応じた神経障害性疼痛薬物療法アルゴリズム
国際的な神経障害性疼痛薬物療法治療指針に、本邦の医療環境を加味したものである。疼痛医療非専門医を対象としていることを理解されたい。図中の数字は本文中の注意事項を銘記すること。

2. 神経障害性疼痛における第一選択（図3①参照）

1）プレガバリン（末梢性神経障害性疼痛に対して承認・市販）とガバペンチン（難治性てんかんに対して承認・市販）の臨床薬理

中枢神経系において電位依存性 Ca^{++} チャネルの $\alpha_2\delta$ サブユニットと結合して興

奮性神経伝達物質の遊離を抑制し、化学的に異常な神経伝達を遮断することにより鎮痛作用を発揮する。プレガバリン/ガバペンチンは帯状疱疹後神経痛、有痛性糖尿病性ニューロパチーだけでなく脊髄神経根症[11]などの末梢性神経障害性疼痛に加え、脊髄損傷後疼痛を代表例とする中枢性神経障害性疼痛に対する有効性が認められ、神経障害性疼痛のEBMに基づいた薬物療法治療指針では一貫して第1選択薬として取り上げられており、待機的治療を実施する余裕のない中等度～重症患者には速やかにプレガバリン/ガバペンチンの投与を開始する。

2）プレガバリン（ガバペンチン）の導入法

プレガバリンの導入時は、プレガバリン150 mg/日を朝食後と夕食後に分服させ、1週間後に300 mgまで漸増する。ただし、プレガバリンの副作用として眠気・ふらつきがあるので、まずはプレガバリン75 mg錠1錠を就寝時に内服させ、翌朝の眠気・ふらつきの程度に応じて朝食後の服薬を判断するように指導している。もし仮に初回内服時の翌朝の眠気が問題となっても、2～3日就寝時の内服を継続すれば起床時の眠気が徐々に緩和し朝食後の内服を開始できることが多い。それでもなお起床時および日中の眠気が問題となる症例では、就寝時にプレガバリン75 mg錠2錠を内服させることもある。このように服薬初期に現れる眠気の副作用については初回処方時に十分な説明と教育が必要であり、中途覚醒して排尿などのために歩行する際の転倒に注意するように指導する。眠気に関する副作用は高齢者ほど顕著に現れる傾向があるので、年齢や症状により漸増の速度や観察期間を適宜増減する。われわれは患者の鎮痛効果と副作用に応じて1日最高用量600 mg（保険適用の上限）まで漸増している。

3）プレガバリンの薬物動態

本邦ではプレガバリンに先行して抗けいれん薬として承認・販売されているガバペンチンを鎮痛薬として用いている症例が多いと考えられるが、プレガバリンの方が服薬用量に応じて線形の血中濃度の上昇が得られ生体利用効率が90％以上と高い[12]。さらに、鎮痛作用機序として最も重要なCa^{++}チャネル$\alpha_2\delta$サブユニットへの結合親和性はプレガバリンの方がガバペンチンよりも高く、保険適応外使用の問題を解消する観点からもガバペンチンからプレガバリンへの切り替えが妥当であると考えられる。われわれは、ガバペンチンからプレガバリンへの切り替えは、すでに妥当性が検証されている用量変換（**表1**）[13]に従い、これまでのところ臨床上の問題を経験したことはない。むしろ眠気・ふらつきの副作用に関してはプレガバリンの方が少ない印象を持っている。また、本邦ではガバペンチンの上限は2,400 mgに設定されているが、北米では3,600 mg、欧州では4,800 mgが上限とされており、用量依存性の効果が得られている。本邦での上限であるプレガバリン600 mgは、ガバペンチン2,700～3,600 mgに相当し、ガバペンチン2,400 mgで効果不十分であった症例にもより強力な鎮痛効果が期待できる。

表1 ガバペンチンからプレガバリンへの用量変換

切り替え前の ガバペンチンの投与量（mg/日）	切り替え後の プレガバリンの投与量（mg/日）（※1日2回分服）
0〜900	150
901〜1,500	225（朝食後75、夕食後あるいは就寝時150）
1,501〜2,100	300
2,101〜2,700	450
2,701〜	600

（文献[13]より改変して使用）

4）副作用対策

　プレガバリンの服薬初期には眠気が問題となることがあるが、その一方で睡眠障害の改善効果が顕著であることも示されている[14]。プレガバリンはREM睡眠相とnon-REM睡眠相からなる睡眠相の構築に悪影響を与えず生理的に深い睡眠をとることができる[15]。プレガバリンは体内でほとんど代謝されることがなく、肝臓でのチトクロムP450の誘導・阻害作用がなく薬物相互作用を起こしにくい利点があるが、未代謝体として腎から尿中に排泄されるため腎機能障害患者では血中濃度の上昇が危惧される。したがって、クレアチニンクリアランスを参考に投与量や投与間隔、また血液透析時の追加用量について注意を要する（表2：リリカ®添付文書より）。末梢性浮腫が約11％の患者で認められ、末梢性浮腫の多くは下肢に現れ、心不全などの全身疾患による浮腫との鑑別が必要である。靴が履けないなどのADL上の支障があればプレガバリンの減量および中止が必要となる。プレガバリンを中止すれば通常、速やかに末梢性浮腫は消退する。その他、体重増加もしばしば現れるので、適宜、食事療法や運動療法などの指導を行う必要がある。

　プレガバリンは「痛みの悪循環」モデル（図2）の不眠、不安、破局的思考[23]の要因に対する治療効果があり、プレガバリンの神経障害性疼痛に対する高い鎮痛効果およびADL/QOLの向上作用としてわれわれが臨床上実感できる。

3. 三環系抗うつ薬（TCA）の適応と使い方（図3 ②参照）

1）TCA（抗うつ薬として承認・市販）の臨床薬理

　非常に多岐にわたる末梢性/中枢性神経障害性疼痛に対する鎮痛作用を持ち、糖尿病性ニューロパチーによる痛み/しびれ、帯状疱疹後神経痛、脳卒中のようなさまざまな疾患・病態にかかわらず、ほぼ同程度である。TCAの神経障害性疼痛に対する効果は、中枢神経系の前帯状回-扁桃体-中脳水道周囲灰白質-延髄を主体とする下行性疼痛抑制系を賦活することによる鎮痛作用と考えられ、抗うつ作用とは無関係に鎮痛特性を有することも明らかにされており、鎮痛薬としてのTCAの必要量は抗うつ薬としてのTCAの必要量の1/3〜1/2程度である。神経障害性疼痛に対

表2 腎機能障害時のプレガバリンの服薬調節

クレアチニンクリアランス (mL/min)	≧60	≧30〜＜60	≧15〜＜30	＜15	血液透析後の補充用量
1日投与量	150〜600 mg	75〜300 mg	25〜150 mg	25〜75 mg	
初期用量	1回75 mg 1日2回	1回25 mg 1日3回、または1回75 mg 1日1回	1回25 mg 1日1回もしくは2回、または1回50 mg 1日1回	1回25 mg 1日1回	25または50 mg
維持量	1回150 mg 1日2回	1回50 mg 1日3回、または1回75 mg 1日2回	1回75 mg 1日1回	1回25もしくは50 mg 1日1回	50または75 mg
最高投与量	1回300 mg 1日2回	1回100 mg 1日3回、または1回150 mg 1日2回	1回75 mg 1日2回、または1回150 mg 1日1回	1回75 mg 1日1回	100または150 mg

(リリカ®添付文書より改変して使用)

するTCAの使用時には、一般的にセロトニンおよびノルアドレナリンの再取込み阻害のバランスが取れたアミトリプチリンが選択されることが多いが、ノルアドレナリン取込みの比較的選択的な阻害を有するノルトリプチリンも鎮痛作用が同等であり、ノルトリプチリンの方が副作用に対する認容性が優れているため、ノルトリプチリンが推奨される。

2) ノルトリプチリンの使い方と副作用対策

ノルトリプチリン（あるいはアミトリプチリン）10 mg 2錠を就寝時に内服させる。服薬初期には翌日の眠気・ふらつきが出現することがあるので、あらかじめ転倒などに注意するように指導しておく。眠気・ふらつきの出現時には、就寝時の服薬量を10 mg 1錠に減量するように指導する。2週間ごとに10〜20 mgずつ漸増し、50〜100 mg程度まで増量する。TCAは心毒性から頻脈性不整脈を惹起する可能性があり、虚血性心疾患患者や心不全患者には禁忌であるとともに1日量100 mg以上では心突然死の危険がある[16]ため、処方の上限は100 mgとする。明らかな眠気・ふらつきは服薬の継続とともに軽減してくるが、なんとなく気だるい、体が重いというような不定愁訴はある程度認容されなければならない。

その他の副作用には、便秘・悪心があり、適宜、対症療法が必要である。また、抗コリン症状から尿閉となることがあり、その場合は男女にかかわらず前立腺肥大治療用 α_1 受容体遮断薬を使用する。高齢者の場合は、これら副作用が特に強く現れることが多いので、TCAの使用は低用量から開始し、その漸増は慎重に観察しながら行う。また、ノルトリプチリンでも副作用が認容されない場合は、副作用が軽度なイミプラミンを用いることがあるが、その鎮痛作用はやや弱い印象を持っている。

4. セロトニン・ノルアドレナリン再取込み阻害薬（図3③参照）

1) デュロキセチン（抗うつ薬として承認・市販、有痛性糖尿病性ニューロパチーに対して本邦開発中）の臨床薬理

　セロトニン・ノルアドレナリン再取込み阻害薬（SNRI）の鎮痛機序はTCAと同様に、下行性疼痛抑制系の賦活作用に起因すると考えられている。デュロキセチンは国内および海外で有痛性糖尿病性ニューロパチー患者を対象とする臨床試験でプラセボに比して疼痛軽減効果が確認されているが、他の神経障害性疼痛疾患については検討されておらず、推奨度はプレガバリン/ガバペンチンとTCAよりは低い。ただし、52週間の国内試験で安全性も確認されており、SNRIはTCAに比して安全に使用しやすく心疾患のある患者ではより良い選択肢である。デュロキセチンは抗うつ薬および抗不安薬でもあり、慢性的に痛みを罹患している患者に対しては「痛みの悪循環」モデルに則って付加的効果があると考えられる。国内で行われた臨床試験では、デュロキセチンの副作用のうち発現率が5%以上かつプラセボに比して有意に高かった症状は傾眠と悪心であるが、その程度は軽度または中等度であった。

2) デュロキセンの使い方と副作用対策

　投与初期の副作用の発現を抑制するために20 mgを就寝時*に服用させることから開始し1〜2週間後に維持量40〜60 mg/日まで増量する（朝食後20 mg 1T、夕食後あるいは就寝時に20 mg 1Tないしは2T）。この40〜60 mg/日という投与用量により、デュロキセチンは投与開始後1週目から疼痛軽減効果が得られる。TCAとSNRIの副作用発現は比較的類似性があるように考えられるため、われわれはTCAで副作用が問題となった患者ではSNRIは使用しないようにしている。

　（*：添付文書は朝食後服用と記載。筆者は副作用軽減の面から就寝時処方を採用）

5. 帯状疱疹後神経痛などに対する鎮痛薬（図3④参照）

1) ワクシニアウイルス接種家兎炎症皮膚抽出液（ノイロトロピン®）の臨床薬理

　帯状疱疹後神経痛に対して国内で臨床試験が行われ、その有用性が認められている。その他の病態では臨床試験が行われていないため推奨度は高くないが、CRPS（complex regional pain syndrome：従来、反射性交感神経性萎縮症RSDやカウザルギーと呼ばれた疾患）に対する有効性は以前から報告されている。ノイロトロピンの作用機序は下行性疼痛抑制系の賦活と考えられている。有効性に加え、重篤な副作用がなく忍容性が非常に高いことが特徴である。本邦で20年以上の臨床使用の歴史を持ち、安全性も高い。

2) ノイロトロピン®の使い方

　帯状疱疹後神経痛に対して、1日4錠を朝夕2回に分割投与する。疼痛が0〜10までの11段階のうち5以下の軽症神経障害性疼痛患者に対してノイロトロピン®を投与することを上述したが、これはノイロトロピン®の鎮痛効果が弱いことを短絡

的に示すわけではないため、プレガバリン/ガバペンチンやTCAが無効な中等度〜重症神経障害性疼痛患者に対してノイロトロピン®を使用することは妥当である。また、待機的治療が可能な神経障害性疼痛に対してノイロトロピン®を使用した場合に無効であっても、プレガバリンやTCAとは異なる鎮痛機序を持ち、それらと相加的作用を持つため、併用することは妥当である。神経障害性疼痛患者は時に強い疼痛発作を訴える。このような場合には、ノイロトロピン®を頓用するように指導している。

6. 糖尿病性ニューロパチーに対する鎮痛薬（図3⑤参照）

1）メキシレチン（有痛性糖尿病性ニューロパチーに対して承認・市販）の臨床薬理

クラス1Bの抗不整脈薬である。作用機序はナトリウムチャネルの遮断による神経系の異常興奮の抑制である。日本国内で有痛性糖尿病性ニューロパチー、特に急性の自発痛に対する有効性が示されているが、海外での試験では議論の余地がある。

2）メキシレチンの使い方と副作用対策

本邦では、有痛性糖尿病性ニューロパチーに対しては300 mg/日毎食後3回分割投与での適応承認が得られており、鎮痛効果が得られる者は服薬初期から現れる。ただし、2週間の投与で無効であれば投与を中止する。また、メキシレチンの内服による不整脈の出現には十分な注意を払い定期的な心電図検査の実施が推奨されている。われわれは、糖尿病性ニューロパチーによる神経障害性疼痛のうち、皮膚表面に感じられるビリビリした痛みに対してメキシレチンの有効性を実感することがあり、これは帯状疱疹後神経痛でも同様である。したがって、このような性質の神経障害性疼痛に限ってメキシレチンを用いている。

7. 痛みの具体性とは？―身体性の評価と対応（図3⑥参照）

痛みは身体の傷害に関連した不快な感覚的経験であると同時に情動的な経験である。患者の訴える疼痛は情動的因子によって大きく影響を受ける。このような情動的因子の存在を無視しては、疼痛に対する薬物療法は成功しないばかりか、副作用によって患者のQOL/ADLが低下してしまう可能性も考えられる。このような情動的因子の関与を評価する一助として、われわれは「痛みの具体性」を評価している。その評価方法は、患者が感じている痛みの部位と痛みの性質を自発的に述べさせるだけである。「どのような性質の痛みを感じているのですか？」や「痛みがある部位の具体的な場所を教えてください」と質問し、患者の回答が「足の裏が剣山で刺されているよう」や「殿部から始まり右大腿と下腿の後面に電気が走るよう」などであれば痛みの訴えに具体性があると判断する。一方、「なんとなく腰全体が重怠くて…。とにかく全体的に痛む」というような回答では具体性が低いと判断している。このような回答の際にはさらに「腰のどこか？ 姿勢による変化や動作による変化があるか？」といった質問を追加し、痛みの訴えの具体性が低いことを確認す

ることもある。

　痛みの訴えに具体性が低いことは、痛みの訴えに身体的な傷害の要素（身体感覚的因子）が少ないことを示していると考えている。例えば、健常者が骨折したり捻挫したりすれば「○○関節の周囲がズキズキと痛み、○○関節を運動したり荷重するとズキーンと痛みが増強する」というような表現をすることが一般的である。別の例を挙げれば、極早期の帯状疱疹後神経痛（急性帯状疱疹痛）の患者は明確に「背中から胸部にかけてヒリヒリと、チクチクと痛む。服が擦れるだけで痛みが増強する」と回答する。一方、情動的因子の関与が大きい患者の痛みの訴えでは上述の例のほか、「なんとなく○○関節が痛く、荷重とか関係なく常に痛む」とか「腰が痛いのだけれども、どのような時に痛いかは分からない」というような不確定な表現が用いられていることをしばしば経験する。

　ただし、ここで注意するべき点は、痛みの具体性が低いからといって治療対象ではないというわけではない。痛みの具体性が低くても患者は痛みを苦痛に感じて医療機関を受診しているため、適切な治療が実施されなければいけない。痛みの具体性は、治療選択に利用するために評価していることを銘記されなければならない。さらに、痛みの具体性が低い場合には内臓痛に起因する関連痛の場合があるので注意を要する。このような場合にはNSAIDsやCOX-2選択的阻害薬、麻薬性鎮痛薬が奏効することもあるが、大血管疾患などの重篤な内臓疾患を見逃さないように適切な画像評価などを実施することを考慮する。

8. 麻薬性鎮痛薬の適応と使い方（図3⑦参照）
1）麻薬性鎮痛薬の臨床薬理

　麻薬性鎮痛薬（強オピオイド製剤と弱オピオイド製剤）は、有痛性糖尿病性ニューロパチーと帯状疱疹後神経痛を代表とする種々の末梢性および中枢性神経障害性疼痛疾患を対象に、フェンタニル（3日型のものが中等度～高度の慢性疼痛に対して他の麻薬性鎮痛薬からの移行する場合に承認・市販）、オキシコドン（中等度～高度の疼痛を伴うがん性疼痛に対して承認・市販）、モルヒネ（激しい疼痛に対して承認・市販、中等度～高度の疼痛を伴うがん性疼痛に対して承認・市販）、ブプレノルフィン（術後痛およびがん性疼痛に対して承認・市販、慢性疼痛に対して口腔粘膜貼付剤が開発中、中等度から高度の変形性関節症に伴う疼痛/慢性腰痛に対して経皮徐放製剤が開発中）およびトラマドール（がん性疼痛に対して承認・市販、非がん性慢性疼痛に対してアセトアミノフェンとの合剤が本邦開発中）などのさまざまな麻薬性鎮痛薬の有効性が示されている。

　麻薬性鎮痛薬の効果は、神経障害性疼痛に対する他の薬剤で得られる鎮痛効果とほぼ同等であるが、一般に第一選択薬とは考えられていない。その理由として、麻薬性鎮痛薬は副作用の発現頻度が高く、副作用が治療期間全般を通じて長期にわたって継続する可能性があること、さらに、麻薬性鎮痛薬の長期安全性に関して体系化された検討が行われておらず麻薬性鎮痛薬が他の薬物よりも本質的に安全性が

高い（乱用/嗜癖などの問題がない）とは言い切れないことが挙げられる。ただし、がんの浸潤によって神経障害性疼痛が発症している場合には麻薬性鎮痛薬を第1選択薬として使用（併用）することもありうる。

2）麻薬性鎮痛薬が無効か不十分の場合

　本邦では一般診療での麻薬性鎮痛薬の使用にあたって十分な経験が蓄積されているとは考えにくく、安全で効果的な麻薬性鎮痛薬の処方のために、乱用/嗜癖リスクの評価と管理の臨床技能を備えることが必要である。このような乱用/嗜癖の一つのスクリーニングとして、痛みの性質の調査を通じて"痛みの具体性"の評価を行うことが必要である。麻薬性鎮痛薬の使用後から、受診間隔が不均一になる（予約時間を守れない）、身だしなみが不潔になるなどの徴候が現れれば速やかに麻薬性鎮痛薬を中止することを検討する。患者は痛みの治療として麻薬性鎮痛薬を希望するが、痛みの治療というよりはむしろQOL改善を目的とした治療薬であることを麻薬性鎮痛薬開始時に教育しておかなければならない。麻薬性鎮痛薬によって痛みが改善してもQOL/ADLが低い状態で維持されないようにすることが処方医の務めである。

3）臨床症状と麻薬性鎮痛薬の使い方

　有効な麻薬性鎮痛薬の投与量は患者によって大きく異なるため、個々の臨床状況に応じて、下記の二つの治療開始方法のうちどちらか一方を実施する。麻薬性鎮痛薬による治療を受けたことがない患者の場合、短時間作用型麻薬性鎮痛薬である塩酸モルヒネ10～30 mg/日を4～6時間おきに定期投与し、おおよその1日量が特定されたら長時間作用型麻薬性鎮痛薬に切り替える（注意：このような使用方法の場合、本邦では3日型フェンタニル貼付製剤のみが承認・市販されている）。麻薬性鎮痛薬は徐放製剤の方が乱用/嗜癖リスクは明らかに少ないので、必ず徐放製剤に切り替えていくように心掛けなければならない。あるいは、長時間作用型麻薬性鎮痛薬の最低用量から治療を開始することもできる（注意：このような使用方法の場合、本邦で承認されている薬剤はない）。長時間作用型麻薬性鎮痛薬も固定されたスケジュールで投与し、常に乱用/嗜癖についての評価を繰り返す。

　一般に、神経障害性疼痛に対する麻薬性鎮痛薬の有効投与量はモルヒネ換算15～120 mg/日程度を目安にしている。がん性疼痛のように疼痛が寛解するまで際限なく処方量を増加するのは明らかに間違った使用で、神経障害性疼痛患者では鎮痛作用よりも鎮静・酩酊作用が前面に現れQOLを著しく損なう恐れがある。麻薬性鎮痛薬の使用時には悪心・嘔吐と便秘が現れるので、必ず制吐剤と緩下剤も麻薬性鎮痛薬の開始時から服用させ、副作用の程度に応じて減量・中止する。

9．鎮痛薬による副作用としての眠気への対策

　ドネペジル（アルツハイマー型認知症に対して承認・販売）はコリンエステラーゼ阻害薬であり、1日1回朝食後3 mgから経口投与を開始し、1～2週間後に5 mgに増

量する。ドネペジルは、緩和ケア領域で麻薬性鎮痛薬による日中の眠気の副作用に対する対症療法として用いられてきた[17, 18]が、麻薬性鎮痛薬以外のプレガバリン／ガバペンチンを代表とする神経障害性疼痛治療薬による眠気に対しても有用である。プレガバリンは上述したように用量依存性の鎮痛効果が得られるため、プレガバリン服薬初期から眠気が認容されない患者に対してはドネペジルを積極的に使用し服薬コンプライアンスの改善を図っている。神経障害性疼痛患者の多くは睡眠障害を訴えるが、ドネペジルの開始によって睡眠障害が増悪した患者はいない。ドネペジルの服薬によって悪心を訴える患者がいるが、2～3日間の服薬継続で消失する。

その他の薬剤

1. 抗けいれん薬の特徴と使い方

　カルバマゼピン（三叉神経痛に対して承認・市販）三叉神経痛に対する確立された鎮痛効果とは異なり、三叉神経痛以外の神経障害性疼痛に対しては効果が確立しておらず推奨度は高くない。しかし、有痛性糖尿病性ニューロパチーや頚部神経根症などに対しては、鎮痛効果が期待できることもあり、使用を検討する。テグレトール®を継続して使用していると肝機能異常、白血球減少を示す患者がいるので3～6ヵ月に1回血液検査が必要である。

　バルプロ酸ナトリウム（てんかん、躁病に対して承認・市販）は、600～2,400 mg/日が有効投与量とされているが、その鎮痛効果は試験ごとに結果が解離している。一般に副作用が少ないことが特徴であり、緩和ケア領域の神経障害性疼痛に対してしばしば用いられる。

2. 抗うつ薬の特徴と使い方

　選択的セロトニン再取込み阻害薬（SSRI）のパロキセチン塩酸塩（うつ病、パニック障害、社会不安障害、強迫性障害に対して承認・市販）40 mg（初期量10 mg～20 mg）は有痛性糖尿病性ニューロパチーに対してある程度の鎮痛効果を示し、神経障害性疼痛全般に対しても若干の鎮痛効果を期待できる。フルボキサミンマレイン酸塩（うつ病、強迫性障害、社会不安障害に対して承認・市販）と塩酸セルトラリン（うつ病・うつ状態、パニック障害に対して承認・市販）は神経障害性疼痛に対する鎮痛効果を提示できる臨床試験は国内外で行われておらず、神経障害性疼痛に対して推奨する根拠がない。SSRIの使用にあたっては、頻度は低いがセロトニン症候群を発症する可能性があり、注意を要する。SNRIのミルナシプラン塩酸塩（うつ病に対して承認・市販）は神経障害性疼痛に対する鎮痛効果を提示できる臨床試験は国内外で行われておらず、神経障害性疼痛に対して推奨する根拠がない。ノルアドレナリン作動性・

特異的セロトニン作動性抗うつ薬（NaSSA）のミルタザピン（うつ病・うつ状態に対して承認・市販）は神経障害性疼痛に対する鎮痛効果を提示できる臨床試験は国内外で行われておらず、神経障害性疼痛に対して推奨する根拠がない。

　これら薬剤は神経障害性疼痛に対して高い効果を期待できるものではないが、「痛みの悪循環」モデルの不安・抑うつ・不眠のいずれの陰性要因に対して治療効果が期待できるため、本項で示した薬物療法アルゴリズム中の薬剤との併用は妥当であると考えられる。ただし三環系抗うつ薬とSSRIの相互作用など、併用により副作用が強く生じる可能性があり、注意が必要である。

おわりに

　神経障害性疼痛はQOLを阻害する。本項を参考に各医師がそれぞれの患者に対して適切な薬物療法を実施することによって神経障害性疼痛そのものだけでなく、「痛みの悪循環」を治療し、QOLが改善することを期待する。

　神経障害性疼痛に対して、薬物療法はその根幹をなす治療法であるが、これだけでは管理不十分な症例も多く、推奨度が低くても有効性がある薬剤もあるので、複数の薬剤を組み合わせた治療法も検討されなければならない。また、薬物療法以外に、手術療法や理学療法、神経ブロック、神経刺激療法などとの併用は積極的に考慮して良いと考えられる。

（住谷昌彦、竹下克志）

文献

1) Loeser JD, Treede RD：The Kyoto protocol of IASP Basic Pain Terminology. Pain 2008；**137**：473-477
2) Treede RD, Jensen TS, Campbell JN, et al：Neuropathic pain：redefinition and a grading system for clinical and research purposes. Neurology 2008；**70**：1630-1635
3) Freynhagen R, Baron R, Gockel U, et al：PainDETECT：a new screening questionnaire to detect neuropathic components in patients with back pain. Curr Med Res Opin 2006；**22**：1911-1920
4) Boulanger L, Zhao Y, Foster TS, et al：Impact of comorbid depression or anxiety on patterns of treatment and economic outcomes among patients with diabetic peripheral neuropathic pain. Curr Med Res Opin 2009；**25**：1763-1773
5) Walsh JK：Enhancement of slow wave sleep：Implications for insomnia. J Clin Sleep Med 2009；**5**：s27-34
6) O'Brien EM, Waxenberg LB, Atchison JW, et al：Negative mood mediates the effect of poor sleep on pain among chronic pain patients. Clin J Pain 2010；**26**：310-319
7) Sullivan MJL, Lynch ME, Clark AJ：Dimensions of catastrophic thinking associated with pain experience and disability in patients with neuropathic pain conditions. Pain 2005；**113**：310-315
8) Van Damme S, Crombez G, Bijttebier P, et al：A confirmatory factor analysis of the pain catastrophizing scale：Invariant factor structure across clinical and non-clinical populations. Pain 2002；**96**：319-324
9) 住谷昌彦, 山田芳嗣：プレガバリンの臨床. ペインクリニック 2010；**31**：s271-s277
10) Inoue N, Ito S, Tajima K, et al：Etodolac attenuates mechanical allodynia in a mouse model of neuropathic pain. J Pharmacol Sci 2009；**109**：600-605
11) Saldana MT, Navarno A, Pérez C, et al：Patient-reported-outcomes in subjects with painful lumbar or cervical radiculopathy treated with pregabalin：evidence from medical practice in primary care settings. Rheumatol Int 2010；**30**：1005-1015

12) Drugs@FDA. http://www.accessdata.fda.gov/scripts/cder/drugsatfda/index
13) Toth C : Substitution of gabapentin therapy with pregabalin therapy in neuropathic pain due to peripheral neuropathy. Pain Med 2010 ; **11** : 456-465
14) 小川節郎, 鈴木　実, 荒川明雄, 他：帯状疱疹後神経痛に対するプレガバリンの有効性および安全性の検討—多施設共同無作為化プラセボ対照二重盲検比較試験. 日本ペインクリニック学会誌 2010 ; **17** : 141-151
15) Walsh JK : Enhancement of slow wave sleep ; Implications for insomnia. J Clin Sleep Med 2009 ; **5** : s27-34
16) Ray WA, Meredith S, Thapa PB, et al : Cyclic antidepressants and the risk of sudden cardiac death. Clin Pharmacol Ther 2004 ; **75** : 234-241
17) Reissig JE, Pharm D : Pharmacologic treatment of opioid-induced sedation in chronic pain. Ann Pharmacother 2005 ; **39** : 727-731
18) Roman GC, Rogers SJ : Donepezil ; a clinical review of current and emerging indications. Expert Opin Pharmacother 2004 ; **5** : 161-180

2. 関節リウマチ―主な症候とその薬物療法

はじめに

　関節リウマチ（rheumatoid arthritis：RA）は、多発性関節炎が増悪と改善を繰り返す慢性進行性の自己免疫疾患である。関節炎による痛みに加えて、進行期には、軟骨の消失による関節列隙の狭小化や骨びらん、関節の脱臼あるいは強直が生じ、機械的な痛みが加わる。

　RAの痛みは、「ズキンズキンとうずくような」拍動痛を訴える患者もいれば、「ジーン」とした持続痛を訴える患者、あるいは「一瞬ズキンとした激痛が走った」というような患者もあり、表現は非常に多彩である。軽症の場合は違和感のみのこともある。痛みの部位も、手首や手指、肘、肩、膝や足首とさまざまである。また、痛みが一つの関節にとどまらず、次々と移動することも珍しくない。このような移動性の痛みは、特に初期にみられることが多い。また、痛みは起床時に強い患者もいれば、労作時のみに痛みを訴える患者もいる。さらには精神的なストレスで悪化する場合もある。関節の痛み以外に、全身の持続的な激しい疼痛を伴うことがある。あるいは腱や靭帯の付着部に圧痛が生じる場合がある。その典型的なものは線維筋痛症（fibromyalgia）を合併している場合であり、RA患者の訴える痛みの中に線維筋痛症による痛みが含まれている可能性があることを忘れてはならない。

　したがって、RA患者の痛みを治療するには、主治医は、痛みの特徴を十分に理解するとともに、関節に触れ、腫れや熱感などの炎症所見があるかどうか、関節の変形の有無、そして関節の可動域を確かめることが重要であり、それにX線写真検査や血液検査を適切に組み合わせて、総合的な評価を行うことが要求される。

　RAの治療は、この10年間に新薬が次々と開発され、薬物療法に大きな変化が生じている。特に1990年代の終わりに登場した腫瘍壊死因子（tumor necrosis factor：TNF）を標的とする生物学的製剤（抗体医薬）は、その強力な抗炎症作用と関節破壊の抑制効果により、RAの薬物療法の概念を大きく変えてしまった。本項では、RAの主な症候とその薬物療法について、実臨床における使い方について解説する。

疫学・症候・診断

1. 疫学

　RAは、30歳代から50歳代に好発し、男女比はおおむね1：4～5と圧倒的に女性

に多く発症する。わが国での有病率は、1997年の厚生省リウマチ疫学調査研究班（古野、居村ら）の報告では、全人口の0.4%であったが、現在では約70万人の日本人が罹患しているとされている。RA患者の死亡時の平均年齢は65歳と一般よりもかなり若い。死因としては、感染症、心・循環器疾患、その他肺線維症、アミロイドーシスなど多岐にわたる。特に慢性炎症が原因となり、動脈硬化のリスクやがんの発症リスクが増加する。

2. 症候

　RAの臨床症状の特徴は、手関節や手指関節といったRAによる関節炎の好発部位を含め、全身の複数の関節に腫れと痛み、熱感を生じることである。また、関節炎が左右対称性に生じやすく、朝の手のこわばりをしばしば伴う。関節炎以外にも、発熱や全身倦怠感、易疲労感、食欲不振、体重減少など全身の炎症症状に加えて、肺や腎など関節以外にもさまざまな臓器病変が生じる。これらの関節外症状はRAの合併症と呼ばれることもある。

　検査の異常としては、C反応性タンパク（C-reactive protein：CRP）や赤血球沈降速度（赤沈値）などの炎症マーカーの増加に加えて、リウマトイド因子（rheumatoid factor：RF）や抗シトルリン化ペプチド抗体（cyclic citrullinated peptide antibodies：CCP抗体）といった自己抗体が高頻度に出現する。また、血中のマトリックスメタロプロテアーゼ-3（matrix metalloproteinase-3：MMP-3）が増加し、関節炎の強さを反映する。

　発症初期には、関節炎に伴う痛みや腫れのために関節の可動域が制限される。関節炎が慢性に経過し、進行期に至ると、関節滑膜があたかも腫瘍のように増殖してパンヌスと呼ばれる組織を形成し、このパンヌス組織が軟骨・骨組織に浸潤して関節を破壊する。この組織からは、MMP-3をはじめとする大量の細胞外マトリックス分解酵素や過剰な炎症性サイトカインが産生されている。マトリックス分解酵素は、軟骨・骨の成分であるコラーゲンやプロテオグリカンを分解し、炎症性サイトカインの過剰産生は破骨細胞を活性化する。このような進行期には、炎症症状としての痛みに加えて、関節の構造的な破壊による可動域の制限と痛みが出現する。結果的に、日常生活動作（activities of daily living：ADL）が著しく障害され、適切な治療を行わなければ、罹病10年で3～5割の患者が要介助となる。

3. 診断

　RAの診断には、従来米国リウマチ学会（American College of Rheumatology：ACR）の基準（1987年改訂基準）が用いられてきたが、2009年に米国リウマチ学会ならびに欧州リウマチ学会（European League Against Rheumatism：EULAR）により診断・分類基準が大きく改訂された。新基準は早期診断に重きを置いたものである。従来の診断基準では治療開始の遅れが生じる可能性があったが、新基準を用

表1 2009年 ACR/EULAR 診断・分類基準

有症関節数	
中、大関節1ヵ所	0
中、大関節2〜10ヵ所	1
小関節1〜3ヵ所	2
中、大関節4〜10ヵ所	3
少なくとも1つの小関節を含む11ヵ所以上	5
血清反応（自己抗体）	
リウマトイド因子（RF）、抗CCP抗体が陰性	0
RFまたは抗CCP抗体が低値陽性（3倍まで）	2
RFまたは抗CCP抗体が高値陽性（3倍をこえる）	3
罹病期間（滑膜炎の持続）	
6週未満	0
6週以上	1
炎症反応（急性期反応物質）	
CRP、赤沈値が正常	0
CRPまたは赤沈値が高値	1

6点以上でRAと診断
⇩
RAの早期診断を可能にする
⇩
ただし今後検証が必要

表2 RAの関節外症状

- 全身症状：発熱（微熱）、全身倦怠感、易疲労感、食欲不振、体重減少、炎症性貧血
- 皮膚症状：リウマトイド結節、皮膚潰瘍
- 心病変：心膜炎、心筋炎
- 肺病変：間質性肺炎、胸膜炎、結節性病変（Caplan症候群）
- 腎病変：蛋白尿（アミロイドーシス、メサンギウム増殖性腎炎、抗リウマチ薬による膜性腎症）
- 眼病変：上強膜炎、強膜炎、乾燥性角結膜炎
- 神経病変：多発性単神経炎、手根管症候群
- その他：骨粗鬆症、アミロイドーシス、Felty症候群（RA＋白血球減少＋脾腫）

いることにより、関節の構造的な破壊が進行する前のできるだけ早い時期に、適切な治療を導入し、関節破壊を予防することが可能になっている。表1に2009年のACR/EULARのRA診断・分類基準を示す。また表2にRAの関節外症状、表3に主な検査異常を示す。

病因・病態

1. 病因

RAの根本的な原因は、いまだ明らかにはなっていないが、遺伝的な素因と環境

表3 RAでみられる検査異常

自己抗体
1. リウマトイド因子（rheumatoid factor、RF）：ヒトIgGに反応する抗体。RAテスト、RAHA、RAPAはIgM型RFを検出。ELISAはIgG型RFを検出。RA患者の約80％に陽性。特異性は高くない（肝炎、肝硬変、悪性腫瘍、感染症、高齢者でも陽性率が上がる）
2. 抗シトルリン抗体（抗CCP抗体）：フィラグリンのシトルリン化部位を含むペプチドを環状構造とした抗原（CCP）を用いて検出されるRA特異的自己抗体
3. 抗ガラクトース欠損IgGリウマトイド因子

その他の異常
1. 補体価の上昇。ただし、血管炎を伴うRAでは低下する
2. ポリクローナル高ガンマグロブリン血症
3. 白血球増加。ただし、Felty症候群では減少する
4. 炎症性貧血（血清鉄の低下、総鉄結合能の減少、フェリチン高値）と鉄欠乏性貧血（消化性潰瘍などによる）
5. 血小板増加
6. 炎症マーカー：CRP高値、フィブリノーゲン高値、血清アミロイドA高値、赤沈値の亢進

　因子の関与が示唆されている。遺伝的素因は単一ではなく、多遺伝子の影響を受ける。一卵性双生児の片方がRAの場合に、他方にRAが発症するのは15〜34％であり、同胞（兄弟姉妹）にRA患者を持つときの発症率は3〜7％である。また、HLA-DRB1、HLA-DRB4遺伝子を有する患者は重症化しやすいとされている。

　一塩基多型（SNP）を用いた全ゲノム大規模ケースコントロール関連解析により、複数のRA関連遺伝子が同定されている。そのうち代表的なものは、peptidylarginine deiminase type 4（PADI4）、solute carrier family 22 member 4（SLC22A4）、runt-related transcriptional factor 1（RUNX1）で、その他CD244、PTPN22、STAT4などが疾患感受性遺伝子として同定されている。PADI4はアルギニンをシトルリンに変化させる酵素であり、RAに最も特異的な自己抗体である抗CCP抗体の認識抗原はシトルリン化したペプチドである。SLC22A4は、有機カチオンを輸送する分子であり、今のところRAの発病を促進するような機能は知られていない。RUNX1はSLC22A4遺伝子の転写調節因子で、それが結合するDNA配列上にRAの感受性に影響するSNPが存在する。SNPのアレルがTの場合には強く結合し、SLC22A4の発現が抑制される。

　一方、環境要因としては、男性喫煙者のRA発症の相対危険度は2〜4倍であり、女性患者でもリウマトイド因子陽性患者では、喫煙による発症リスクが上昇する。また、喫煙はHLA-DRB1のshared epitopeを持つ患者で、前述の抗CCP抗体の陽性率を増加させることが報告されている。

　ウイルス感染とRAの発症との関連についても、たくさんの報告がある。RA患者で、Epstein-Barr virus（EBV）の関連抗原に対する抗体がみられることに加えて、関節滑膜細胞におけるEBV抗原の存在、さらにはHLA-DRB1分子とのアミノ酸配列相同性による交叉反応性の可能性など、EBV感染との関連が示唆されている。また、パルボウイルスB19の感染やヒトT細胞白血病ウイルス（human adult

T cell leukemia virus-Ⅰ：HTLV-1）感染でRA様の多発性関節炎を生じることも知られている。

2. 病態

　関節滑膜に、リンパ球、マクロファージ、多核白血球など多彩な免疫細胞浸潤が生じ、TNFやinterleukin（IL）-1、IL-6などの炎症性サイトカインをはじめ多彩な炎症性メディエーターが産生される。これにより滑膜細胞の増殖が刺激されるとともに、血管内皮増殖因子（vascular endothelial growth factor：VEGF）の過剰産生による血管新生が生じ、パンヌスと呼ばれる破壊性組織が形成され、骨・軟骨を破壊する。TNF、IL-1やIL-6などの炎症性サイトカインは炎症性メディエーターとしてパンヌス形成にかかわるばかりでなく、コラーゲンやプロテオグリカンなどの細胞外器質を分解する酵素の産生を誘導したり破骨細胞の活性化を促したりすることで関節破壊にかかわる。さらに炎症性サイトカインは、全身の炎症症状をはじめ、関節外症状の出現にかかわる。

薬物治療

　RAの治療の目標は、① 痛みと腫れといった症状の軽減、② 関節破壊の進行の遅延・停止、③ 身体機能の維持・改善であり、これらを通じて、患者の生活の質（quality of life：QOL）を向上させるとともに、生命予後を改善することである。これらを達成するために、① 基礎的治療、② 薬物療法、③ 手術（外科的）療法、④ 運動（リハビリテーション）療法が行われる。

　基礎的治療は、患者がRAに関する知識を身につけることで、完治しないことや機能障害になる不安をぬぐい去るともに、十分な睡眠や適度の運動の必要性など日常生活での注意点、薬物療法の重要点を指導することである。手術療法、運動療法に関しては、別の項で詳述されているので、ここではRAの薬物療法について解説する。

　RAの薬物療法は、大きく三つに分類される。すなわち、非ステロイド性消炎鎮痛薬（non-steroidal anti-inflammatory drugs：NSAIDs）、ステロイド、そして、抗リウマチ薬（疾患修飾性抗リウマチ薬、disease modifying anti-rheumatic drugs：DMARDs）である。近年登場するや否や瞬く間にRA治療の主力となった生物学的製剤も、本稿では広義の抗リウマチ薬に分類することにするが、既存の抗リウマチ薬（合性抗リウマチ薬）とは有効性や使用方法に違いがある。

1. RA治療の変遷

　痛みの軽減は、RA患者にとって最も大きな課題の一つで、紀元前より鎮痛作用

表4 関節リウマチの変遷

4500BC	・4500BC　アメリカ先住民の骨に関節リウマチ（RA）の痕が見つかる
500BC	・500BC　西洋シロヤナギ（アスピリンの成分であるサリチンを含有）がRAに用いられる
	・380BC　ヒポクラテスによるアブサン（ニガヨモギ）の使用
AD	
1700	・1680　キナの木（成分キニーネ）の使用
1800	
	・1892　ルノアールはRAであった
	・1897　アスピリンの登場
1900	
	・1928　金製剤の登場
1940	
	・1949　ヘンチ＆ケンドールによるステロイドの使用
	・1955　プレドニゾロンを米国食品医薬局FDAが承認
1960	
	・1968　マッキントッシュ医師がRA患者の膝関節置換術を実施
1980	
	・1983　メトトレキサートをRA治療に使用（本邦では1999年に承認）
	・1991　COX-2の発見
	・1998　エンブレルの米国での承認（本邦では2005年）
	・1999　レミケードの承認（本邦では2003年）
2000	
	・2002　ヒュミラ（本邦では2008年）
	・2005　オレンシア（本邦では2008年）
	・2008　アクテムラ（欧州では2009年、米国では2010年承認）
2010	

を持つ生薬が使われていた。1897年に登場したアスピリンは、鎮痛に最も多用されたNSAIDsの一つであるが、その副作用を回避するために、さまざまなNSAIDsが開発された。NSAIDsの作用機序は、cyclooxygenase（COX）の阻害であるが、1991年にアイソザイムとしてCOX-2が発見され、従来のNSAIDsより消化管障害の副作用の少ないCOX-2選択的阻害薬が開発された。

　ステロイドは、1949年にHenchとKendallによってその劇的な効果が報告された。優れた抗炎症作用は、今日の生物学的製剤に匹敵したのかもしれない。しかし、光に対し、陰としてのさまざまな副作用がつきまとった。

　NSAIDsやステロイドは、痛みを速やかに軽減し、患者のADLを改善するが、RA病態を根本的に変えるものではなく、関節破壊の進行を抑制することは期待できない。一方、抗リウマチ薬は、文字どおりRAの病態を修飾し、症状を改善するとともに、関節破壊の進行を遅延あるいは阻止し、場合によっては修復させる薬剤である。金製剤は登場から今日に至るまで、約80年間にわたり使用されている。その後さまざまな抗リウマチ薬が開発されるが、中でもメトトレキサート（methotrexate：MTX）は優れた効果を持ち、現在でもRA治療のアンカードラッグとなっている。

　さらに近年、強力な抗炎症作用と関節破壊の抑制効果を併せ持つ、いわゆる生物学的製剤が登場した。生物学的製剤は、従来の抗リウマチ薬では達成がきわめて困

難であった、臨床的寛解（痛みや腫れが消失した状態）、構造的寛解（X線写真上での関節構造の破壊がまったく進まない状態）、機能的寛解（関節機能が正常に保たれた状態）の3つの寛解を高頻度に達成することが可能であり、RAの薬物療法の概念を大きく変貌させた。**表4**にRA治療の変遷について示す。

2. 非ステロイド性消炎鎮痛薬（NSAIDs）

1) NSAIDsの位置づけ

　NSAIDsはまさに痛み止めである。前述のCOX-2の働きを抑制することでプロスタグランジンの産生を抑制し、速やかに鎮痛、解熱、消炎効果を発揮する。しかし、先に述べたように痛みは取るが、RA病態を根本的に変えるものではなく、関節破壊の進行を抑制することは期待できない。したがって、痛みは抑えられるが、NSAIDsのみで長期にわたって経過観察することは避けねばならない。**表5**に主なNSAIDsの化学構造に基づく分類と製品名ならびに用法・用量を示す。

2) 剤型（ドラッグデリバリーシステム）の違いと使い分け

　同じ薬でも副作用を軽減する目的や、効果の発現を早くするため、あるいは持続時間を長くするためにさまざまな剤型が工夫されている。**表6**に剤型による分類とそれぞれの特徴、代表的な製品名を示す。現在、主力として使用されているNSAIDsの多くは、内服用の徐放剤やプロドラッグである。外用剤は、局所効果のみで全身作用がほとんどないため重篤な副作用はほとんどなく、高齢者でも安心して使用できるが、逆に効果は限定される。

　実臨床では、鎮痛作用の強さに加え、剤型によって異なる効果発現の速さや服用回数を考慮し、患者の痛みの特徴やコンプライアンスに合わせた薬剤を選択している。第1選択には、プロピオン酸系や酢酸系、オキシカム系のプロドラッグや徐放剤を使用することが多いが、近年COX-2選択的阻害薬の使用頻度が増加している。塩基性薬剤は効果が乏しく第1選択薬としての使用は少ない。鎮痛効果や副作用の発現が患者によって異なっており、個々の患者による使い分けが必要になる。使ってみて効果がなければ、別のグループの薬を使用してみる。またワーファリンやトルブタミドの効果を増強する薬剤が多いため、併用には注意を要する。

3) 安全性

　安全性はNSAIDs選択時に考慮すべき最も重要なポイントである。副作用のない薬はなく、頻度に差はあるが多かれ少なかれ存在する。**表7**にNSAIDsに認められる主な副作用を示す。胃腸障害はNSAIDsに共通して最も多く認められる副作用である。プロドラッグや経皮吸収薬のほとんどは、胃腸障害を減らすために開発されたと言っても過言ではない。米国のRA患者の死因の上位に消化性潰瘍による出血があり、NSAIDsの使用は、RA患者に合併する胃潰瘍のリスク因子である。他のリスク因子は、65歳以上の高齢者、消化性潰瘍の既往、ステロイドの使用、心血管・腎・肝機能障害・糖尿病・高血圧などの合併症である。また、喫煙、飲酒、ヘリコ

表5　非ステロイド系消炎鎮痛薬（NSAIDs）の分類と主な製品名

分類		一般名	主な商品名と用法・用量
カルボン酸系	サリチル酸系	アスピリン	各社（1日 1〜4.5 g、1〜3分服）
	アントラニル酸系	メフェナム酸 フルフェナム酸	ポンタール（初回 500 mg、6時間毎に 250 mg） オパイリン（1日 375〜750 mg、3分服）
酢酸系	フェニル酢酸系	ジクロフェナクナトリウム	ボルタレン（1日 75〜100 mg、3分服）、 ボルタレン SR カプセル（1日 75 mg、2分服） ボルタレンサポ（坐剤）（1回 25〜50 mg、1日 1〜2回）
		ナブメトン	レリフェン（800 mg、1日1回）
	インドール酢酸系	インドメタシン	インダシン（1日 25〜75 mg、1〜3分服） インテバン SP（1日 50〜75 mg、2分服）
		アセメタシン	ランツジール（1日 90〜120 mg、3〜4分服）
		スリンダク	クリノリル（1日 100〜300 mg、1〜3分服）
		インドメタシンファルネシル	インフリー（1日 200〜400 mg、2分服）
	イソキサゾール酢酸系	モフェゾラク	ジソペイン（1日 225 mg、3分服）
	ピラノ酢酸系	エトドラク	オステラック、ハイペン（1日 400 mg、2分服）
	プロピオン酸系	ロキソプロフェンナトリウム イブプロフェン オキサプロジン ナプロキセン ケトプロフェン プラノプロフェン フルルビプロフェン チアプロフェン酸 アルミノプロフェン ザルトプロフェン	ロキソニン（1日 180 mg、3分服） ブルフェン（1日 600 mg、3分服） アルボ（400 mg/日、1〜2分服） ナイキサン（300〜600 mg/日、2〜3分服） オルヂス、カピステン、メナミン（1日 150 mg、3分服）、SR カプセルは 150 mg 1日1回 ニフラン（1日 225 mg、3分服） フロベン（1日 120 mg、3分服） スルガム（1日 600 mg、3分服） ミナルフェン（1日 600 mg、3分服） ソレトン、ペオン（1日 240 mg、3分服）
エノール酸系	オキシカム系	ピロキシカム アンピロキシカム テノキシカム メロキシカム ロルノキシカム	バキソ（20 mg、1日1回） フルカム（27 mg、1日1回） チルコチル（20 mg、1日1回） モービック（10 mg、1日1回） ロルカム（1日 12 mg、3分服）
	塩基性	エピリゾール 塩酸チアラミド エルモファゾン	メブロン（1日 150〜450 mg、2〜4分服） ソランタール（1日 300 mg、3分服） ペントイル（1日 600 mg、3分服）
	COX-2 阻害系	セレコキシブ	セレコックス（200〜400 mg、1〜3分服）

　バクター・ピロリの感染もリスク因子として提唱されている。これらのリスク因子を伴う患者ではNSAIDsの使用には特に注意が必要である。

　わが国では、実地医がNSAIDsを使用する際に、ほとんどのケースで胃腸薬を予防的に併用しており、米国に比べて消化性潰瘍の頻度が少ないと思われるが、それでもなお重要な副作用である。予防効果の明確なエビデンスがあるのは、プロトン

表6 非ステロイド系抗炎症薬の剤型による分類

剤型	特徴	商品名
徐放剤	胃や腸でゆっくり溶出吸収されるため、血中濃度が維持され、効果が持続する	インテバンSP ボルタレンSR
プロドラッグ	体内に入って活性型になる 胃腸障害が少ない	ロキソニン、インフリー、クリノリル
坐剤	肛門から挿入。胃腸障害が少ない 経口薬よりも速効性	ボルタレン坐剤、フェルデン坐剤
注射薬	効果が強力かつ速効性	メナミン
ターゲット製剤	炎症局所で効く	ロピオン
外用薬	パップ、テープ、軟膏、液剤など 全身的な副作用が少ない	モーラス、セルタッチ、ナパゲルン、アンダーム

表7 非ステロイド系抗炎症薬の副作用

副作用の種類	主な症状や検査の異常
胃腸障害	最も多い副作用（3〜15％）、悪心、嘔吐、胃痛、胃部不快感、下痢、便が黒い、便に血が混じる
皮疹	首や手足、お腹に発疹が出る
肝障害	AST・ALTの上昇 食欲低下、全身のだるさ、発疹、発熱、皮膚や白目が黄色（黄疸）
腎障害	クレアチニン（シスタチンC）、BUNの上昇 顔や手足のむくみ、尿量減少、全身のだるさ、高血圧
アスピリン喘息	喘息症状（息苦しい、のどがヒューヒュー鳴る）
血液障害	白血球減少、貧血、血小板減少、出血傾向、手足に赤い斑点やあざが出る、発熱、全身のだるさ

ポンプ阻害薬、ミソプロストールなどのプロスタグランジン製剤、防御因子増強薬であるスクラルファートである。現在NSAIDsに伴う胃・十二指腸潰瘍に適応がとれている薬はミソプロストールのみである。

NSAIDsの作用機序はCOX阻害であるが、COXには2つのアイソザイムが存在する。COX-1は、胃粘膜、腎、血小板など多くの細胞で恒常的に発現し、胃酸分泌抑制、胃血流の維持、血小板凝集、利尿作用などに関わっている。一方、COX-2は、IL-1やIL-6、TNFなどの炎症のメディエーターにより発現が誘導され、発熱、痛み、血管透過性の亢進を引き起こす。したがって、COX-2の選択的な阻害は、抗炎症作用を発揮し、かつ消化性潰瘍の頻度が低いと期待される。また、RA治療のアンカードラッグであるMTXの薬物動態に影響が少ないばかりでなく、COX非選択性のNSAIDsに比べて、血小板凝集抑制作用も少なく、血小板が少なめの患者にも使用しやすい。また、大腸がんなどの消化管腫瘍に対する抗腫瘍効果も示唆されている。セレコキシブはCOX-2選択的阻害薬であり、エトドラクやナブメトン、メロ

キシカムも他の NSAIDs に比べて COX-2 選択性が比較的高い薬である。

　しかし、COX-2 阻害薬も良いことばかりでなく、新たな副作用も明らかになった。大腸ポリープの再発予防効果の臨床試験の中で、心筋梗塞や血栓症など心血管系の副作用が有意に高いことが明らかになり、ロフェコキシブは発売中止となった。したがって、COX-2 阻害薬も長期使用時には常に注意が必要である。

　他に NSAIDs に共通の副作用として、皮疹や肝機能障害、腎機能障害、アスピリン喘息、白血球減少や血小板減少、貧血などの血液障害が少なからずみられる。腎のプロスタグランジンは、腎機能障害時の腎血流量の調節、糸球体濾過量の維持に重要であることから、腎機能障害患者や高齢者では NSAIDs の使用は特に注意が必要である。できれば内服薬を避け、外用剤を使用するか、どうしても必要な場合には、可能な限り半減期の短い薬剤を使用する。COX-2 は腎において COX-1 と同様に作用していることから、COX-2 選択的阻害剤でも腎障害は減らない。妊婦に対しては、いずれの薬も使用を避けるのが無難であるが、アセトアミノフェンは他の薬に比べて安全性が高い。

3. ステロイド
1) ステロイドの位置づけ

　ステロイドの作用は、①免疫抑制作用、②抗炎症作用の2つである。RA の発症には免疫異常が関与していることから、ステロイドによる免疫抑制作用は病態を改善すると考えられるが、免疫抑制の目的には中等量以上のステロイドを必要とする。RA に通常使用する比較的少量では、免疫抑制作用よりもむしろ抗炎症作用が重要であり、痛みや腫れを軽減し短期的には QOL を著明に改善する。また、プレドニゾロン換算で1日 10 mg 以下の低用量のステロイドは、炎症を抑え、関節破壊の進行を抑制するという報告もある。しかし、基本的には、ステロイドのみで RA を根治することは不可能であると理解すべきである。あくまで抗リウマチ薬による治療が基本である。

　したがって、RA 患者にステロイドを使用するのは、① NSAIDs や抗リウマチ薬の効果が不十分なとき、②抗リウマチ薬の効果が出るまでの一時しのぎ、③妊娠や副作用で痛み止めや抗リウマチ薬が使えないとき、④日常生活や社会生活を行うためにやむをえない場合、⑤少数の関節に限局した腫れと痛みのために QOL が低下しているとき（関節内注射がよい）、⑥激しい滑膜炎、重症の臓器病変や⑦悪性関節リウマチ（rheumatoid vasuculitis、血管炎を伴う RA）の症例である。このうち絶対的な適応は⑥⑦のケースであり、免疫抑制作用と抗炎症作用を期待し、それに必要な中等量以上（0.5〜1.0 mg/kg 体重）のステロイドを用いる **(表8)**。

2) 実臨床での使用法

　ステロイドの内服は短期的には患者の QOL を著明に改善する。プレドニゾロンは生物学的半減期が適度であり、副腎抑制効果も少なく、最も頻繁に使用されてい

表 8　RA 治療におけるステロイドの適応

1. 痛み止めや抗リウマチ薬の効果が不十分なとき
2. 抗リウマチ薬の効果が出るまでの一時しのぎ
3. 妊娠や副作用で痛み止めや抗リウマチ薬が使えないとき
4. 日常生活や社会生活を行うため
5. 少数の関節の腫れのために QOL が低下しているとき（関節内注射）
6. 激しい滑膜炎、重症の臓器病変
7. 悪性関節リウマチ（血管炎）

るステロイドである。デキサメタゾンやベタメタゾンは生物学的半減期が長く、強い抗炎症作用を有するが、副腎不全を生じやすい。

　実際には、重症の臓器病変を有する RA 患者を除き、プレドニゾロン換算で 10 mg/日以下の必要最低限の量を使用する。RA では他の膠原病とは異なり、副腎機能の抑制という副作用の予防目的で、隔日投与を行ったり、朝 1 回の投与にこだわったりすると、抗炎症効果が不十分となることがある。朝のこわばりや起床時の痛みを抑えるには朝と夜の分割投与が有効である。

　目的を達成した後には、1 ヵ月ごとに 0.5〜1 mg/日ずつ慎重に減量する。急激な減量は関節炎の再燃や副腎不全に基づくステロイドの虚脱症状（withdrawal syndrome）を引き起こす可能性があり危険である。

　ステロイドは QOL を著明に改善するが、逆に減量すると悪化することも多く、患者自身も主治医もステロイドに依存してしまうことが少なくない。そのようなケースでは、長期使用による副作用が重要な問題となる。長期使用は、QOL を悪化させるという研究結果や感染リスクの増加を示す研究結果が多数報告されている。繰り返すが、あくまで抗リウマチ薬による治療が基本であり、ステロイドは補助的であることを主治医も患者も認識すべきであり、開始前に患者に十分な説明が必要である。

　一方、激しい滑膜炎、重症の臓器病変や悪性関節リウマチの患者には、免疫抑制効果を期待し中等量以上のステロイドを使用する。2〜4 週間は初回投与量を継続し、炎症の鎮静化が得られた後に減量を開始する。減量は 2 週間に 10% をめどとする。10 mg/日以下に減量できれば、前述のように 1 ヵ月ごとに 0.5〜1 mg/日ずつ慎重に減量する。高血圧の合併や浮腫を伴う患者には、ミネラルコルチコイド作用の少ないメチルプレドニゾロンを使用する。

　ステロイドの関節注射は、少数の関節に限局した腫れと痛みのために QOL が低下している時には、きわめて有効な治療法である。トリアムシノロンアセトニドがポピュラーで、他にデキサメタゾン、ベタメタゾンが用いられている。トリアムシノロンは少関節には 1〜2 mg、大関節には 10〜20 mg の関節注射を行う。少なくとも 1 ヵ月程度の間隔をあける。懸濁液は、効果が持続するが結晶性関節炎を生じる可能性がある。

表9 ステロイドの副作用

重篤な副作用	軽症の副作用
○感染症の誘発・悪化	○食欲の亢進・体重増加
胃・十二指腸潰瘍	○中心性肥満
糖尿病	○満月様顔貌
精神症状	○月経異常
骨粗鬆症	○白血球の増加
脂質異常症	浮腫
高血圧・動脈硬化	にきび・多毛症
副腎不全	皮下出血
創傷治癒遅延	ほてり・多汗
白内障・緑内障	不眠
無菌性大腿骨頭壊死	手指振戦
筋力低下	低カリウム

○：しばしばみられるもの

3）安全性

　ステロイドは、優れた抗炎症作用を有すると同時にさまざまな副作用を持つ。**表9**に主な副作用を示す。これらのうち比較的大量に使用したときに出る副作用は、感染症、胃・十二指腸潰瘍、糖尿病、精神症状や不眠、高血圧、創傷治癒遅延、中心性肥満、満月様顔貌、にきび・多毛症、手指振戦である。したがって、治療効果が得られたら適切な減量を行い、使用期間を可能な限り短くする。消化性潰瘍に対する対策はNSAIDsに準拠する。

　少量でも長期使用時にみられるものは、骨粗鬆症、脂質異常症、動脈硬化、副腎不全、白内障、緑内障、筋力低下などである。これらの副作用に対する定期的な検査を行うとともに、可能な限り予防対策を行う必要がある。

　2004年の骨粗鬆症学会によるステロイド性骨粗鬆症の管理と治療のガイドラインでは、①ライフスタイルの改善、②栄養バランス、③運動療法の3つを基本とし、3ヵ月以上のステロイド使用または使用予定の方で、①骨折、②骨密度の低下、あるいは③プレドニゾロン5mg/日以上使用、の1項目でもあればビスフォスフォネートによる予防が推奨されている。

4．抗リウマチ薬（疾患修飾性抗リウマチ薬）
1）抗リウマチ薬の位置づけ

　抗リウマチ薬は、RAの免疫異常を修飾し、症状を改善するとともに関節破壊の進行を遅延あるいは阻止する薬である。したがって疾患修飾性抗リウマチ薬とも呼ばれる。生物学的製剤も広義の抗リウマチ薬に分類されるが、既存の抗リウマチ薬とは有効性や使用方法に違いがあるので、生物学的製剤以外の抗リウマチ薬は合性抗リウマチ薬と呼び区別することにする。

　RAと診断された患者には、基本的に、可及的速やかに抗リウマチ薬による治療を開始するべきである。しかし、生物学的製剤を除く、合性抗リウマチ薬や免疫抑

表10 2008年のACRガイドラインによる治療決定に必要な因子

1. 罹病期間による分類
   ① 6ヵ月未満（早期）⇒ 生物学的製剤検討時のみ、高活動例を3ヵ月未満と3～6ヵ月に分類
   ② 6～24ヵ月（中期）
   ③ 24ヵ月超（長期）

2. RA疾患活動性評価の指標

測定指標	スコア範囲	低度	中等度	高度
DAS28	0～9.4	≦3.2	>3.2かつ≦5.1	>5.1
SDAI	0.1～86.0	≦11	>11かつ≦26	>26
CDAI	0～76.0	≦10	>10かつ≦22	>22

（疾患活動性の閾値）

3. 予後不良因子
   ① 身体機能の制限（例．HAQなどで測定）
   ② 関節外疾患（例．血管炎、シェーグレン症候群、RA肺疾患）
   ③ リウマトイド因子（RF）陽性
   ④ 抗CCP抗体陽性
   ⑤ X線学的な骨びらん

制薬は、痛みや腫れに対する直接的な抗炎症作用を有していない。しかも合成抗リウマチ薬が遅行性抗リウマチ薬とも呼ばれていたように効果の発現までに1～3ヵ月程度を要する。したがって、効果が出現するまでNSAIDsやステロイドの併用を必要とする患者が必然的に多くなる。

2002年に発表されたACRのガイドラインでは、RAの診断、疾患活動性、臓器障害、予後の評価を速やかに行い、合成抗リウマチ薬療法を3ヵ月以内に開始することを勧めている。従来の合成抗リウマチ薬や免疫抑制薬による治療を3ヵ月行い、疾患活動性が抑えきれない場合や関節破壊が進行する場合には抗リウマチ薬の変更を行い、MTX未使用の場合にはMTXを使用し、MTXを使用していたにもかかわらず効果が不十分であった場合には、併用療法か他の合成抗リウマチ薬への切り替え、あるいは生物学的製剤への変更が推奨されている。

本邦でも基本的にこのガイドラインに従って治療が行われてきた。しかし、唯一の問題は、欧米では第1選択とされる抗リウマチ薬はほとんどのケースがMTXであり、しかも20～30 mg/週を使用するのに対し、本邦では、MTXの適応は他の抗リウマチ薬とNSAIDs治療で効果不十分なRA患者であり、承認用量も最大8 mg/週と少なかったことである。第1選択薬としての適応が認められず、かつ上限が8 mg/週では効果に限界があった。しかし、本年2月にMTXの効能・効果、用法・用量が改訂され、第1選択薬としての使用が可能となったばかりでなく、用量も16 mg/週まで増量が可能となり、ようやく欧米での標準治療に追いついた。

上記に加えて、2008年のACRガイドラインでは、治療決定に必要な因子として、① RAの罹病期間、② 疾患活動性、③ 予後不良因子を定め（表10）、合成抗リウマ

表11 2008年のACRガイドラインによる抗リウマチ薬の適応（本邦での承認薬のみ）

発症から6ヵ月未満				
	低活動性	中等度	高活動性	
不良因子−	MTX、LEF、SASP			
不良因子＋			MTX＋SASP、MTX、LEF	

発症から6〜24ヵ月			
	低活動性	中等度	高活動性
不良因子−	MTX、LEF、SASP	MTX＋LEF、MTX＋SASP、MTX、LEF、SASP〔高活動性予後不良因子（＋）では不可〕	
不良因子＋			

発症から24ヵ月超			
	低活動性	中等度	高活動性
不良因子−	MTX、LEF、SASP		MTX＋LEF、MTX＋SASP、MTX、LEF SASP〔不良因子（＋）では不可〕
不良因子＋	MTX＋LEF、MTX、LEF、SASP		

MTX：メトトレキサート、LEF：レフルノミド、SASP：サラゾスルファピリジン
（ACR2008：Recommendations for the Use of Antirheumatic Drugs in RA より修正）

チ薬、生物学的製剤の適応症例を明確に定義した。欧米では、抗マラリア薬がRAに適応承認されているが、本邦ではRAに適応はないため、本邦で承認されている薬に絞って修正した合成抗リウマチ薬の位置づけを**表11**に、疾患活動性の指標を**表12**に示す。なお、このACR2008ガイドラインによる生物学的製剤適応候補例は、

① 罹病期間6ヵ月未満の場合。
・高活動性（DAS28＞5.1）が3ヵ月以上続く
・3ヵ月未満でも高疾患活動性、予後不良因子があり、費用や保険の制約がない
② 罹病期間6ヵ月以上の場合。
・MTX無効の高疾患活動性
・MTX無効で予後不良因子（＋）の中等度例（中等度：3.2＜DAS28≦5.1）
・MTX併用療法や他の合成抗リウマチ薬の順次投与でコントロールできない中等度例

であり、生物学的製剤は基本的には合成抗リウマチ薬無効例に使用するとされた。

さらに2010年にEULARから、RAの治療目標と治療における合成抗リウマチ薬（MTXを含む）ならびに生物学的製剤の使用法のリコメンデーションが発表された。EULAR recommendationsは3つの基本原則と15のリコメンデーションから成っている。基本原則は以下の3点である。

① リウマチ医はRA治療（プライマリ・ケア）を行う専門医である。
② 治療方針は患者とリウマチ医がよく相談したうえで、最良の治療を行うことを目標とする。
③ RAは治療費が高く、RAによる経済的損失が大きいことをリウマチ医は考慮

表12 疾患活動性の指標

1. Disease Activity Score in 28 joints（DAS28）
   （van der Heijde, et al：Ann Rheum Dis 1992：**51**：171）
   ① 疼痛関節の数（TJC）
   ② 腫脹関節の数（SJC）
   ③ 赤沈値
   ④ 患者の全般的評価（PGA）〔visual analogue scale, VAS（0～100 mm）〕
   の4項目から以下の数式にあてはめ計算する
   DAS28＝0.56×√T28＋0.28×√S28＋0.7×log（ESR）＋0.014×VAS
   寛解基準：DAS28＜2.6
2. Clinical Disease Activity Index（CDAI）
3. Simplified Disease Activity Index（SDAI）
   （Aletaha D, et al：Arthritis Rheum 2007：**56**：3226, Aletaha D, et al：Best Pract Res Clin Rheumatol 2007：**21**：663）

   CDAI＝SJC＋TJC＋PGA（cm）＋MDGA*（cm）
   寛解基準：CDAI≦2.8
   SDAI＝SJC＋TJC＋PGA（cm）＋MDGA*（cm）＋CRP（mg/dL）
   寛解基準：SDAI≦3.3
   *医師による全般的疾患活動性評価〔VAS（0～10 cm）〕

すべきである。

　RAの最良の治療を患者とリウマチ医が相談して決定するという、一見当たり前のことが記載されているが、副作用や高い治療費の問題もあり、患者の理解が不可欠である。少なくとも、RA治療における直接的、あるいは間接的な費用は、RA治療が不十分な場合に非常に高くなる。生物学的製剤は非常に高価であるが、長期的には経済的損失を最小限にする可能性がある。

　次に、15項目のリコメンデーションを表13に示す。これらの各項目はいずれも、既存のエビデンスに基づく、現時点での最良の治療を目指したものである。しかし、抗リウマチ薬の開発は急速であり、2年後には見直しが要求される。また、本邦で開発されたトシリズマブは、このリコメンデーション作成開始時には、欧米ではまだ承認されておらず、エビデンスが限られていたことから、第2選択の生物学的製剤に分類されているが、生物学的製剤の中で唯一、単剤治療での臨床効果でMTXに勝った薬であり、今後位置づけは変わる可能性がある。

2）合性抗リウマチ薬

　先に述べたように合成抗リウマチ薬はRAの薬物療法の中心を担うものである。免疫抑制剤であるMTXやタクロリムス、ミゾリビンも、RA治療に承認されている薬剤は、ここでは合成抗リウマチ薬に分類する。合成抗リウマチ薬の一般的な特徴を以下に示す。

① レスポンダーとノンレスポンダーの存在（有効性は2～4割）。
② レスポンダーか否か使ってみないとわからない。
③ 遅効性（効果発現まで2～3ヵ月はかかる、ただしMTXは比較的早い）。
④ エスケープ現象（よく効いていた薬が効かなくなる）がみられる。
⑤ 副作用の頻度が比較的高い。

表 13 EULAR リコメンデーション（一部改訂）

勧告	項目	内容	EBMレベル	推奨
1	治療開始	RA の診断が付き次第、合成抗リウマチ薬を開始すべきである	1a	A
2	治療目標	すべての RA 患者で、治療目標は寛解、または低疾患活動性である。治療目標に達するまで、厳密なモニタリングをしながら頻繁（1～3ヵ月ごと）に治療を調整する	1b	A
3	第1選択の抗リウマチ薬	MTX は活動性の RA に対する第1選択薬の候補のひとつにすべき（実際には MTX を推奨）	1a	A
4	MTX の代替選択	MTX 禁忌または不忍容の症例には、スルファサラジン、レフルノミド、注射金製剤を使用	1a	A
5	単剤と併用	合成抗リウマチ薬に感受性の RA に対しては、複数の抗リウマチ薬併用ではなく単剤を使用する	1a-	A
6	ステロイド	ステロイドは、合成抗リウマチ薬との併用で短期的に使用すると有用である。しかし、迅速に減量すべきである	1a-	A
7	生物学的製剤の使用	最初の合成抗リウマチ薬で寛解を達成できなかった場合、患者が予後不良因子（RF 因子／抗 CCP 抗体陽性、早期からの骨びらん、進行が速い、高疾患活動性）を保有しているなら、生物学的製剤の追加を検討すべき。予後不良因子がなければ、他の抗リウマチ薬への切り替えを考慮する		
8	TNF 阻害薬の開始	MTX や他の合成抗リウマチ薬で効果不十分な患者には生物学的製剤の使用を開始すべき	1a	A
		その場合、TNF 阻害薬で開始する	4	C
		MTX と併用すべきである	1b	A
9	TNF 阻害薬に抵抗性の RA	最初の TNF 阻害薬で効果不十分な患者には、他の TNF 阻害薬か、別の生物学的製剤（アバタセプト、リツキシマブ、トシリズマブ）を使用する	1b	A
10	難治性 RA	難治性 RA 患者や、生物学的製剤／合成抗リウマチ薬が禁忌の患者に対しては、アザチオプリン、シクロスポリン A、シクロファスファミドの単剤投与、もしくは前記薬剤との併用を考慮する	1a	B
11	治療強化	すべての患者に増量や他剤併用などの強化療法の適応を検討すべき。特に予後不良因子を持つ患者では有用性が期待できる	1b	A
12	減薬	寛解が維持されている場合には、ステロイドを減量すべき	3b	B
		生物学的製剤の減量を検討してもよい	1b	B
		合成抗リウマチ薬と併用している場合には減量の影響は少ない		
13	合成抗リウマチ薬の減量	長期間、寛解を維持している場合には、医師と患者の同意の上で、合成抗リウマチ薬を注意深く減量してよい		
14	予後不良因子を有する患者	予後不良因子を有し、合成抗リウマチ薬の投与歴がない患者については、MTX と生物学的製剤の併用を考慮してもよい	2b	C
15	治療の調整	薬物療法を調整する際には、疾患活動性だけでなく、関節などの構造的損傷や合併症、安全性などについても考慮すべきである	3b	C

表14 抗リウマチ薬の種類

成分名	商品名	推奨度
メトトレキサート（MTX）	リウマトレックス、メトレート	A
レフルノミド	アラバ	A
タクロリムス	プログラフ	A
サラゾスルファピリジン	アザルフィジン EN	A
ブシラミン	リマチル	A
D-ペニシラミン	メタルカプターゼ	B
金チオリンゴ酸ナトリウム（金注）	シオゾール	B
オーラノフィン	リドーラ	B
ミゾリビン	ブレディニン	B
アクタリット	オークル、モーバー	B
ロベンザリットニナトリウム	カルフェニール	意義なし

表14に本邦で承認されている合成抗リウマチ薬を示す。これらの中には海外では使用されていない薬も含まれている。表に示した推奨度は、日本リウマチ学会が、エビデンスのレベル、エビデンスの数とばらつき、有効性の大きさ、安全性などを総合的に判断して決定したものである。推奨度Aは「行うよう強く勧められる」、推奨度Bは「行うよう勧められる」である。合成抗リウマチ薬にはそれぞれ特徴がある。

ⅰ）メトトレキサート（MTX）

MTXは臨床症状の改善効果、関節破壊の進行抑制効果、機能的改善効果、のいずれにおいても実証されている薬であり、世界中でRA治療の標準薬とされている。すなわち第1選択薬の候補であると同時に、他の合成抗リウマチ薬や生物学的製剤との併用療法における中心的な薬剤でもある（MTXを軸に固定する意味でアンカードラッグとも呼ばれる）。また、臨床効果と安全性のバランスが良いことを反映して継続率が高い。単剤での臨床効果はTNF阻害薬と差はないが、関節破壊の進行に対する抑制効果においては生物学的製剤にやや劣る。

前述のように、本邦ではこれまで他の合成抗リウマチ薬とNSAIDs治療で効果不十分なRA患者のみが適応であったが本年2月に効能・効果、用法・用量が改訂され、第1選択薬としての使用が可能となった。また用量もこれまで8 mg/週が上限とされていたが16 mg/週まで増量が可能となり、海外での標準治療に追いついた。6 mg/週から開始し、年齢、症状、忍容性および本剤に対する反応などに応じて最大用量を16 mg/週として適宜増減する。12時間ごとに2～3回に分割して経口投与するが、1回で服用することも可能であり、効果に大差はない。他の合成抗リウマチ薬との併用効果についてはエビデンスに限りがあるが、ブシラミンとの相乗効果が確認されている。また、ほとんどの生物学的製剤は、MTXとの併用で治療効果の増強を認めるとともに、生物学的製剤に対する中和抗体の発現を抑制し、効果の減弱を防ぐ作用もある。

安全性に関しては、感染症、肺障害、血液障害、間質性肺炎、肺線維症などの重

篤な副作用により致命的な経過をたどることがあるので、これらの副作用に対応できる施設で、本剤について習熟した医師が使用すべきである。特に70歳以上の高齢者や腎機能が低下している場合には副作用が強く現れることがあるため、投与開始前と投与中は腎機能の検査を行い、注意深い観察を要する。ショック、アナフィラキシー様症状や劇症肝炎などの重大な副作用も報告されている。慢性肝疾患の患者や妊婦には禁忌である。他には、消化器症状や口内炎が比較的高頻度にみられる。

MTXは葉酸の誘導体であり、葉酸の代謝を阻害する。そこで副作用の多くは葉酸を併用することで減る。本邦ではMTX内服後24〜48時間あけて5 mgを週1回投与することが多い。しかし、MTXの効果も減弱することが多いので、筆者は8 mg/週以下の場合には副作用がなければ使用していない。MTXの効果の指標に、平均赤血球容積（MCV）の増加が目安になる。

ⅱ）サラゾスルファピリジン

0.5 g/日から開始し、副作用がなければ2〜4週後に1 g/日に増量する。効果の出現は比較的早い。この薬も、欧米では2 g/日まで承認されているのに対し、本邦では最大1 g/日である。1 g/日での関節破壊の抑制効果については明らかでない。

注意すべき副作用としては、血液障害、皮膚粘膜障害、肝障害がある。いずれも投与開始後3ヵ月以内に出現することが多いので、最初は2週ごとに血液検査を実施し、副作用の早期発見に努める。

ⅲ）金製剤（注射金剤と経口金剤）

80年以上の歴史がある抗リウマチ薬で、症例によっては寛解もみられる。注射製剤である金チオリンゴ酸ナトリウムは10 mgと25 mgがあり、筋注で使用する。初回は10 mgで開始し、副作用がなければ、その後は1〜2週間ごとに10〜25 mgを使用し、効果が出れば4週ごととする。総投与量が300 mgに達する頃から効果が出ることが多い。経口製剤であるオーラノフィンは6 mg/日2分服で使用するが、注射に比べ効果がかなり劣る。両者ともに副作用として、皮疹、口内炎、間質性肺炎、腎障害や血液障害がみられるが、オーラノフィンは注射金剤に比べて副作用は少ない。

ⅳ）ブシラミン

本邦で開発された合成抗リウマチ薬でD-ペニシラミンと類似の構造を持つ。用法・用量は300 mg/日3分服とされているが、副作用が用量依存性であることから、実臨床では100 mg/日から開始し、効果がなければ漸増する。100〜200 mg/日で使用することが多く、それでも有効例は多い。安全性に関しては、皮膚障害、腎障害、胃腸障害がみられることがあり、特にタンパク尿には注意を要する。膜性腎症などによるネフローゼ症候群が生じることがあり、タンパク尿を認めれば中止する。中止により半年から1年で回復するケースが多い。重篤な副作用としては、ほかに無顆粒球症や間質性肺炎がある。投与中は定期的な検査が必要である。

v）D-ペニシラミン

SH 製剤で 1960 年ころから RA 治療に用いられ、歴史は古い。50～100 mg/日食間で開始し漸増し、多くは 100～300 mg を維持する。副作用の頻度が比較的多く、消化器症状、皮膚粘膜障害、腎障害、肝機能検査異常が多くみられるため、使用は限られる。

vi）アクタリット

本邦でのみ使用されている抗リウマチ薬である。300 mg/日 3 分服で使用する。効果は少ないが、副作用の頻度も他の薬に比べて少ない。しかし、皆無ではないので注意が必要である。

vii）タクロリムス

本邦で開発された免疫抑制剤であり、RA に追加承認されている。1.5～3 mg/日 1 回で使用し、有効性が高い。他の抗リウマチ薬との併用時には 1 mg/日でも有効な症例は少なくない。一方、糖尿病の悪化や高血圧、腎障害などの副作用が少なからずみられる。血中濃度が安全域にあることを確認する。

viii）レフルノミド

MTX とほぼ同様の有効率、関節破壊の抑制効果を持つ薬剤として登場したが、本邦では発売直後に間質性肺炎による死亡例が多発し大きな問題となった。開始時にすでに間質性肺病変が存在する症例や低アルブミン血症の症例ではリスクが高い。免疫抑制作用も強く、間質性肺炎による死亡例では日和見感染の合併が多い。初期投与量として 100 mg/日 1 回を 3 日間内服し、4 日目以降 20 mg 朝 1 回を維持量とするが、年齢や副作用により 10 mg へ減量する。この初期投与量が副作用と相関するので、効果の出現は遅いが初期投与量を減らして使用するケースが多い。血中半減期が長いので、副作用出現時には薬剤排泄を促すコレスチラミンの投与が必要である。頻度の多い副作用は、消化器症状、脱毛、皮疹、高血圧、肝機能検査異常である。

ix）ミゾリビン

プリン代謝拮抗薬で、RA に対しては、150～300 mg/日 3 分服で使用する。有効率は低く、左記の用量を 1 回で内服すると有効率が上がるとの意見もあるが、明確なエビデンスはない。副作用は肝機能検査異常や皮膚粘膜障害、消化器症状が多い。

3）生物学的製剤

生物学的製剤は、以下の特徴を有する。

① 合成抗リウマチ薬に比べて強力な抗炎症作用を有する。
② 従来の抗リウマチ薬に比べて強力な関節破壊の抑制作用を有する。
③ 効果の出現が早い。
④ 作用点が明らかである。

2011 年 3 月現在で、TNF 阻害薬が 3 剤、IL-6 阻害薬 1 剤、T 細胞機能抑制薬 1 剤の計 5 剤が本邦で承認されている。TNF 阻害薬には、インフリキシマブ（in-

表15 本邦で承認されている生物学的製剤の標的分子と用法・用量

一般名	インフリキシマブ	エタネルセプト	アダリムマブ	トシリズマブ	アバタセプト
商品名	レミケード	エンブレル	ヒュミラ	アクテムラ	オレンシア
標的	TNFα	TNFα、TNFβ	TNFα	IL-6	T細胞
構造	マウスヒトキメラ型抗TNFα抗体	可溶性TNFp75受容体Fc融合蛋白	完全ヒト型抗TNFα抗体	ヒト化抗IL-6受容体抗体	CTLA4-Fc融合蛋白
半減期	10日	4日	14日	10日	10日
投与法	点滴静注	皮下注	皮下注	点滴静注	点滴静注
用法・用量	3 mg/kg体重 0、2、4週に投与し、以後8週毎 効果不十分な場合10 mg/kgまで増量または4週までの短縮可能	10〜25 mg 週2回 または 25〜50 mg 週1回	8 mg/kg体重 4週毎	40〜80 mg 2週毎	60 kg未満：500 mg 60 kg以上100 kg未満：750 mg 100 kg以上：1000 mg 0、2、4週に投与し、以後4週毎
MTXの併用	必須	どちらでもよい	どちらでもよい ただし80 mgは単独	どちらでもよい	どちらでもよい

CTLA4：Cytolytic T lymphocyte association antigen 4

fliximab、Remicade®：マウスとヒトのキメラ型抗TNFα抗体）、エタネルセプト（etanercept、Enbrel®：TNFp75受容体-Fc結合タンパク）、アダリムマブ（adalimumab、Humira®：ヒト型抗TNFα抗体）である。IL-6阻害薬はトシリズマブ（tocilizumab、Actemra®：ヒト化抗IL-6受容体抗体）、T細胞機能抑制薬はアバタセプト（Abatacept、Orencia®：CTLA-4-Fc結合タンパク）である。海外では、さらにTNF阻害薬が2剤、IL-1阻害薬であるアナキンラ（anakinra、Kineret®：IL-1受容体アンタゴニスト）やB細胞除去薬であるリツキシマブ（rituximab、Rituxan®：マウスとヒトのキメラ型抗CD20抗体）がRAに承認されている。表15に本邦で承認されている生物学的製剤の用法・用量を示す。

　これらの薬剤はいずれも、痛みや腫れの改善において強い効果を発揮し、かつ効果の出現もきわめて早い。また、関節破壊の進行を強力に抑制することから、RAの治療体系にパラダイムシフトをもたらした。すなわち関節破壊が進む前に早期から強力な抗リウマチ薬を使用することにより、RAを寛解に持ち込み、身体機能を維持・改善することである。そしてQOLを向上させ、ひいては生命予後を改善させる。実際に発症後早期症例に生物学的製剤を使用すれば、長い罹病歴を持つ患者に比べて、有効性はさらに高くなる。前述のRA診断基準の改訂や前述の治療ガイドラインは、早期診断・早期治療により、RAの寛解を目指すというコンセプトを実現するためのものである。

　ⅰ）生物学的製剤の問題点
　　生物学的製剤も万能の薬ではなく、光と陰の両面がある。以下に問題点を示す。
　　① 関節破壊が進む前に使う必要があり早期診断が不可欠である。

② 1つの薬剤がすべての症例に効くわけではない。
③ 効果を事前に予測できない。
④ 感染のリスクが上がる。
⑤ 長期使用に伴う悪性腫瘍の発症リスクが不明である。
⑥ 薬剤費が高い。

　関節破壊は発症後 2 年以内の早期に急速に進行することから、早期診断により早期の治療導入が不可欠である。この時期は治療のための window of opportunity とも呼ばれている。前述の早期診断基準の利用に加えて、MRI などの画像による診断は有用である。抗 CCP 抗体あるいはリウマトイド因子陽性かつ MRI で骨髄浮腫あるいは骨びらんを有する患者の多くは、1 年後に関節破壊を伴う RA と確定診断されることが報告されている。また、ゲノム解析や DNA マイクロアレイによる遺伝子発現解析により、RA 患者に対する生物学的製剤の有効性を治療開始前に予測する研究も進んでいる。

ⅱ）生物学的製剤の安全性

　安全性に関しては、すべての生物学的製剤が承認条件として、市販後全例調査を要求されており、感染症の発現状況をはじめとする安全性の評価を受けている。感染症はこれらの生物学的製剤使用時に共通にみられ、最も注意すべき副作用の一つである。中でも肺炎は重篤な副作用の中で最も多くみられる。これまでの市販後前例調査から、重症感染症のリスク因子として、① 呼吸器系疾患の既往・合併、② 5 mg/日を超えるステロイドの使用、③ 65 歳以上の高齢者、④ 罹病期間 10 年以上、⑤ Steinbrocker クラス分類のクラスⅢまたはⅣ、などが報告されている。これらのリスク因子はほとんどの生物学的製剤に共通であり、リスク因子を有する患者には慎重なモニタリングが必要である。結核やニューモシスティス肺炎などの日和見感染にも注意が必要であり、生物学的製剤開始前に慎重にスクリーニングを行うことが重要である。

　悪性腫瘍の発症頻度については、生物学的製剤の使用がリスクを増加させるか否かの結論はいまだ出ていない。現在、日本リウマチ学会主導の患者登録システムによる多施設共同研究 SECURE が進行中である。

ⅲ）生物学的製剤の費用

　薬価の問題も避けて通ることはできない。生物学的製剤はいずれの薬剤も合成抗リウマチ薬に比べて高価であり、患者の個人負担のみならず、医療経済学的にも解決されなければならない。しかし、単純なコストではなく、生物学的製剤を使用せずに身体機能低下を生じた際の負担や医療費の増加を含め、長期の費用対効果を検討する必要がある。前述の遺伝子情報を用いた効果予測技術や、生物学的製剤により寛解導入が達成された後の休薬方法を確立することでも医療費の軽減につながる可能性がある。これらの問題を解決できれば、RA に対する抗体療法はさらなる発展が期待される。

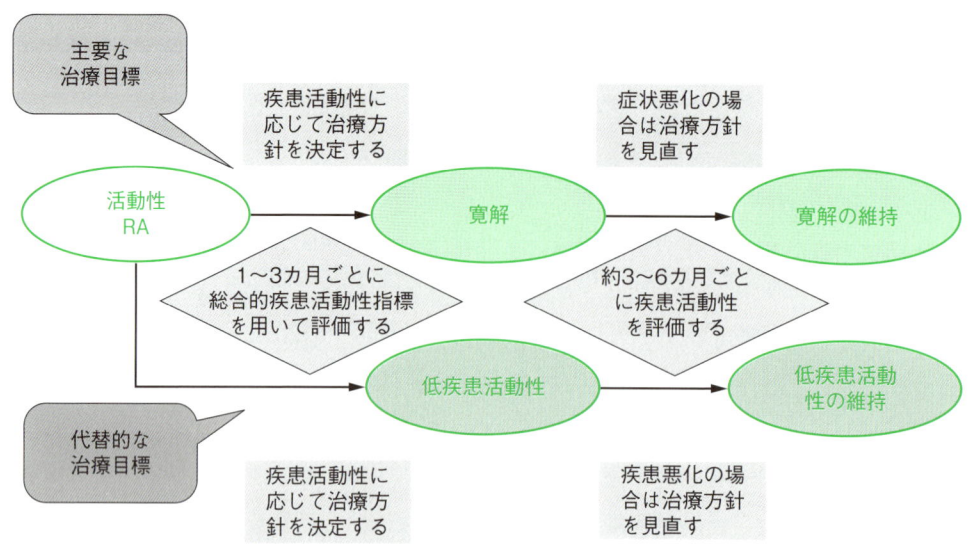

図1 目標達成に向けた治療(treat to target)のアルゴリズム
(Smolen JS, et al：Ann Rheum Dis 2010；**69**：631-637 より改変)

おわりに

　RAの薬物治療の長い歴史の中で、この10年間は大きな変貌を遂げた時期といえる。COX-2選択的阻害薬の登場やさまざまな生物学的製剤を用い、より効果的にRAの症候を抑えることができるようになった。また、RAの病態に基づいた治療の導入により、治療のゴールは、単に痛みや腫れなどの炎症症状の軽減にとどまらず、臨床的寛解、構造的寛解、機能的寛解が現実のものとなった。最後に、RA治療の目標達成に向けた治療のアルゴリズムを図1示す。RA治療の世界標準としてこのアルゴリズムに則った治療が推進されることが望まれる。

〈西本憲弘〉

参考文献

1) Aletaha D, Landewe R, Karonitsch T, et al：Reporting disease activity in clinical trials of patients with rheumatoid arthritis：EULAR/ACR collaborative recommendations. Arthritis Rheum 2008；**59**：1371-1377
2) Smolen JS, Landewé R, Breedveld FC, et al：EULAR recommendations for the management of rheumatoid arthritis with synthetic and biological disease-modifying antirheumatic drugs. Ann Rheum Dis 2010；**69**：964-975
3) Nam JL, Winthrop KL, van Vollenhoven RF, et al：Current evidence for the management of rheumatoid arthritis with biological disease-modifying antirheumatic drugs：a systematic literature review informing the EULAR recommendations for the management of RA. Ann Rheum Dis 2010；**69**：976-986
4) Knevel R, Schoels M, Huizinga TW, et al：Current evidence for a strategic approach to the management of rheumatoid arthritis with disease-modifying antirheumatic drugs：a systematic literature review informing the EULAR recommendations for the management of rheumatoid

arthritis. Ann Rheum Dis 2010；**69**：987-994
5) Schoels M, Wong J, Scott DL, et al：Economic aspects of treatment options in rheumatoid arthritis：a systematic literature review informing the EULAR recommendations for the management of rheumatoid arthritis. Ann Rheum Dis 2010；**69**：995-1003
6) Gaujoux-Viala C, Smolen JS, Landewé R, et al：Current evidence for the management of rheumatoid arthritis with synthetic disease-modifying antirheumatic drugs：a systematic literature review informing the EULAR recommendations for the management of rheumatoid arthritis. Ann Rheum Dis 2010；**69**：1004-1009
7) Gorter SL, Bijlsma JW, Cutolo M, et al：Current evidence for the management of rheumatoid arthritis with glucocorticoids：a systematic literature review informing the EULAR recommendations for the management of rheumatoid arthritis. Ann Rheum Dis 2010；**69**：1010-1014

3. 関節リウマチ―非薬物療法を中心に

はじめに

　関節リウマチ（RA）は、四肢関節において慢性的に滑膜炎が持続し、さらにその結果として軟骨や軟骨下骨も破壊され、最終的に関節の著明な変形や機能低下をもたらす難治性の自己免疫疾患である。その経過過程においては当然のことながら痛みを伴い、初発症状についても朝のこわばりや関節腫脹とならんで関節痛を訴えることが多い。またRAは中高年の女性に発症することが多いため、痛みによって家事その他の日常生活動作がしばしば制限される。実際、リウマチ友の会によるRA患者の実態調査に基づく『2005年リウマチ白書』においても、「つらいこと」として「激しい痛みがあり、治らない」という回答は「何かにつけ人手を頼むとき」の35.8%に次いで2番目に多く、31.8%に上っている[1]。

　さらに同書においては、全患者の73.7%がおそらく非ステロイド性消炎鎮痛薬（NSAID）と思われる「痛み止め」を服用していると答えており、これは抗リウマチ薬の77.1%に次いで2番目である[1]。しかしながらNSAIDについては、胃腸障害や腎障害がしばしば生じることが知られており、長期間にわたる服用には注意を要する。また、NSAIDだけでなく抗リウマチ薬や、近年は生物学的製剤の登場によりさらに多様な副作用の発生が懸念されるので、薬物を使わずに、すなわち非薬物的なアプローチによって痛みを軽減できればそれに越したことはないだろう。

　本稿ではRAの痛みに対する非薬物療法として、物理療法ならびにリハビリテーションやエクササイズ、さらには鍼灸や温泉療法などについても可能な限り最新のevidence based medicine（EBM）の考えに基づいて解説を試みるとともに、厳密には非薬物的なアプローチとは言いがたいが、整形外科の日常診療でしばしば行われる関節注射についても考察する。なお本項で取り上げる治療手段は、RA以外の疾患による運動器の痛みに対しても基本的には有効であるので、本稿がRAのみならず整形外科臨床全般においても診療の一助となれば幸いである。

痛みのメカニズム

1. 四肢関節の構成

　RAにおける痛みとしてはやはり関節痛、すなわち関節を構成する組織の痛みがまず挙げられよう。四肢関節を構成する組織は大まかに関節包、軟骨、軟骨下骨、および靱帯に分けられ、それらで形成された関節腔を通常は数ml以下の関節液が

満たしている。しかしRAにおいては、関節包を裏打ちし、本来はわずか数層の細胞からなるはずの滑膜組織が慢性的な炎症によって著しく増殖、肥厚し、さらに関節液も多量に貯留することにより関節腫脹をきたす。その結果、関節包や靱帯にも炎症が波及して損傷あるいは伸張、弛緩し、関節が不安定性を呈することも少なくない。

2. 関節自体の痛み

したがって関節の痛みは、まずは滑膜の炎症、すなわち滑膜炎による痛みであり、それに伴って関節包や靱帯の痛みも生ずるものと考えられる。さらに前述のように、滑膜炎の持続によって軟骨や軟骨下骨が破壊されれば痛みはより強くなる。もちろん関節不安定性があれば関節破壊はいっそう加速される。このような構造的な変化を背景として、上肢の関節であれば各種動作時に、また下肢であれば歩行時に痛みを訴えることが多く、運動を休止して安静にしてもなお痛みが持続すれば相当に強い痛みととらえるべきであろう。

3. 関節近傍の痛み

RAの痛みは四肢関節以外の部位に生じることも少なくなく、比較的多くみられるのは関節近傍に生じる腱炎や腱鞘炎、あるいは滑液包炎による痛みである。とくに手関節背側の手指伸筋腱腱鞘炎や手掌部の手指屈筋腱腱鞘炎、また肩峰下滑液包炎などは日常診療でしばしば遭遇する。しかしながら、これら関節近傍の痛みは関節そのものの痛みと比較すると、痛みの程度としてはさほどではない印象があり、上腕骨外上顆や踵骨アキレス腱付着部など靱帯や腱の付着部の痛みについても同様である。なお、頸椎罹患によって後頭部痛を訴えたり、肘関節罹患によって尺骨神経が絞扼され、同神経の支配部位である小指や薬指にしびれや痛みがみられたりすることもある。

4. 痛みの心理的要素

RAの痛みにおいては心理的な要素の存在も無視できない。古くは、Alexanderが代表的な心身症として挙げた"seven holy diseases"のひとつとされていたし、抑うつ的な気分であれば痛みもより強く感じやすいのは、われわれ自身の経験からも理解できることである。東京女子医科大学膠原病リウマチ痛風センターの、わが国最大規模のRA患者データベースであるIORRAによる4,558例を対象とした検討では、実に41.1%がうつ状態と判定されたと報告されている[2]。

さらに、吉野らによる実際のRA患者を用いた実験では、落語を聞いた後では痛みが有意に改善し、さらに炎症性サイトカインのひとつであるインターロイキン-6の血中濃度も有意に低下していたと報告されている[3]。したがってRAの痛みに対するアプローチにおいては、患者の心理状態について十分な配慮が必要であり、医

師や看護師をはじめとした医療スタッフは、患者の病状に対する恐れや不安感などが必要以上に増大しないように、その言葉や態度には十分気をつけ、親身になって患者と向き合って行くべきである。また場合によっては、患者に精神科の併診を勧めることも躊躇するべきではない（第3章-4参照）。

痛みの評価

1. 評価法

　痛みの評価法として現在最もよく知られており、かつスタンダードとなっているのは、visual analogue scale（VAS）である。これは100 mm長の直線上で現在、あるいは最近の痛みがどの程度なのか患者自身が主観的に評価するもので、痛みがまったくなければ0 mm、痛みがこれまでで最も強ければ100 mmとなる。RAの疾患活動性の指標として一般的なdisease activity score（DAS）[4]においてもVASはパラメーターのひとつとされており、RA診療においては欠かせないものとなっている。しかしながら、VASは確かに簡便ではあるが、とくに初回時や高齢者などで要領が十分に理解されないことが多く、そのためか患者によって数値が大きく異なる傾向があるように思われる。

2. 評価の進め方

　各関節については患者自身の訴えをよく聞くとともに、触診によって圧痛および腫脹の有無を確認すべきであろう。これも圧痛関節数および腫脹関節数としてそれぞれDASのパラメーターとなっているためRAの日常診療において必須であるが、よく用いられるDAS28は股関節ならびに足関節以下の関節を除いた28関節の評価なので、股関節や足部についても毎回でなくてもよいので症状とともに圧痛や腫脹の有無を確認しておきたい。さらに関節可動域や不安定性も評価し、診察手技によって痛みが誘発されるかどうか確認する。これら身体所見による痛みの評価については、関節以外の部位における痛みに関してもほぼ同様に行う。なお圧痛の程度を評価する方法として、痛みに対する患者の反応によって0から3までの4段階で評価するRitchie articular indexがある[5]。

痛みに対する非薬物的アプローチ

1. 物理療法

　温熱や寒冷などの物理的エネルギーを外から加えることによって痛みなどの症状を緩和しようとする治療手段で、RAにおいても他の運動器疾患と同様に薬物療法

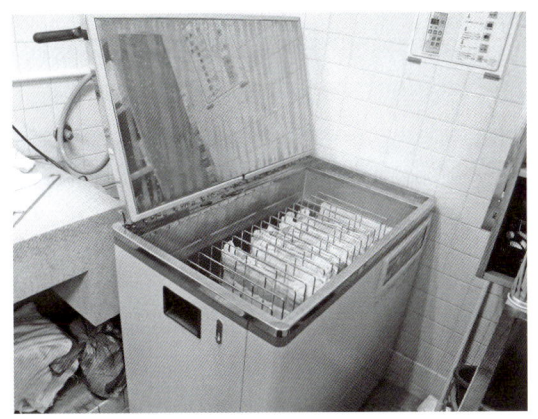

図1 ホットパック加温用熱水槽

の補助的な手段として古くから用いられている。しかしながら治療の性質上盲検やランダム化が困難なためか、残念なことに総じて EBM に乏しいことは否定できない。

1) 温熱療法

物理療法の中では最も一般的に行われる治療法であるが、炎症の強い段階や術後早期などにはかえって症状が悪化することもあるので、強い熱感のないことを十分に確認してから行う。関節そのものだけでなく関節周囲の筋肉や腱も温めることにより血流が改善し、痛みの軽快はもちろん関節可動域の拡大や軟部組織の柔軟性の再獲得も期待でき、リハビリテーションやエクササイズによる治療効果も増大しうる。以下に代表的なものを挙げる。

ⅰ) ホットパック（図1）

シリカゲルやベントナイトを布袋にパックしたもので、これを熱水槽内で70～90℃に加温したものをバスタオルで何重にもくるんだ後、患部に接触させる。温める時間は20～30分程度であるが、糖尿病合併例など知覚が低下した症例においては低温火傷を起こさないよう注意が必要である。また、後に述べるマイクロ波などと違って人工関節置換術後にも用いることも可能ではあるが、加温温度や時間などには十分な注意を要する。

ⅱ) パラフィン浴

手や足を、創傷や皮疹のないことを確認した後に、加温溶解したパラフィン液内につけて行う。さらに出し入れすることによってパラフィンの被膜を形成した後、バスタオルなどでくるんで保温する。ホットパックと違って手指や足趾などの凹凸がある部分でも加温が可能であり、またパラフィンの特性によって皮膚を傷めずに皮膚温が50℃近くになるまで加温することができる。なお、使用したパラフィンは再利用可能である。

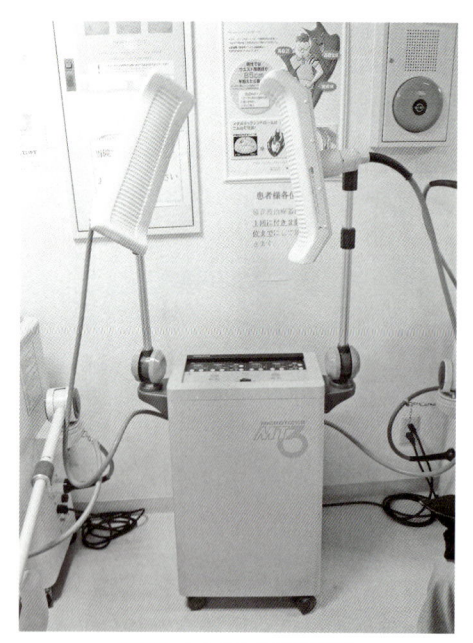

図2　マイクロ波装置

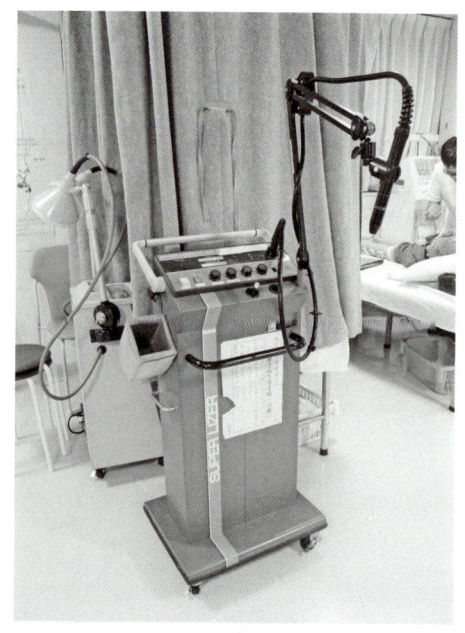

図3　レーザー光線装置

ⅲ）マイクロ波（図2）

　マイクロ波には非常に幅広い周波数帯の電磁波が含まれ、放送や通信、電子レンジなどにも利用されているが、温熱療法では 2450 MHz の機器が使用されることが多いようである。筋肉や血液などに吸収されやすく、ホットパックに比べてより深部を温めることができるため、股関節や肩関節あるいは腰椎など皮膚から比較的遠い部位によい適応である。照射は 5～10 cm くらいの距離から行い、時間は 10～20 分程度とする。なお金属は高熱となるため、人工関節置換例には禁忌である。

2）寒冷療法

　局所の冷却によって炎症を抑え、さらに末梢神経の伝導性を低下させることにより痛みを軽減させる目的で行われる。また、一見冷やしているようではあるが、その後の反動的な持続温熱効果による治療効果を期待するものという考えもある[6]。しかし逆に痛みの増強をきたすことも少なくなく、漫然と行うべきではない。

3）水治療法

　温水中で過流を発生させて行う過流浴や、気泡を発生させて行う発泡浴があり、温水による温熱効果とともに過流や気泡によるマッサージ効果が得られる。水槽の大きさによって手足などの局所にのみ行う場合と全身に対して行う場合とがあるが、全身に行うものとしてはハバードタンクが有名である。なお、水中エクササイズならびに温泉療法については後述する。

4）レーザー光線療法（図3）

　単一波長の低出力レーザー光線を患部に照射することによって、細胞レベルでの光化学反応による効果を期待して行われるものである。詳細な作用機序については

いまだ不明な点が多いものの、温熱療法として行われるマイクロ波などとは理論上まったく異なる。詳細なメタアナライシスに基づいた EBM の構築を目指す The Cochrane Library によるレビューでは、副作用は認められず、痛みの軽減に効果があるとされており[7]、織部は波長 632.8 nm、spot size 0.2 mm のヘリウム-ネオンレーザーを用いて、1 日 1 回 15 分連日あるいは隔日に 2 週間程度にわたって照射するとしている[8]。なお、レーザー光線を直接目に照射すると視力などに障害が生じる危険性があるので、線源は絶対に見ないよう患者ならびに医療スタッフに十分注意しておく必要がある。

2. リハビリテーション/エクササイズ

1) エクササイズ

リハビリテーションやエクササイズは RA 診療において従来から非常に一般的であり、わが国でも各種のリウマチ体操が行われている。これらは主として筋力や関節可動域を改善、維持することによって、日常生活動作などの機能的な改善を目指すものととらえられがちであるが、それと同時に痛みに対しても十分な効果があることも決して無視できない。Baillet らによるメタアナライシスでは、有酸素運動によって痛みが有意に軽減し、とくに発症後 5 年以上経過した症例で 3 ヵ月以内のエクササイズを行った場合に有効であったとしている[9]。

2) 水中エクササイズ

一方、温水プールなどで行う水中エクササイズは、温水による筋肉のリラックス効果に加えて、静水圧による浮腫の軽減や交感神経系の緊張緩和作用もあるとされ、病院によっては院内にプールを併設して積極的に行っている所もある。またプール内での歩行は、浮力のおかげで荷重関節に負荷がかからず、その一方で水の抵抗に抗して運動するため筋力の増強が期待できるため、筆者らもよく患者に勧めている運動である。しかしながら、Hall らによるメタアナライシスでは、痛みは何も運動しない場合よりは有意に軽減したが、地上でのエクササイズとの比較では有意差はみられなかったとされている[10]。したがって痛みの軽減という観点のみに立てば、他の治療法に優先してまで行うべきとは考えにくい。

3) その他のエクササイズ

他のエクササイズとしては最近、太極拳の線維筋痛症に対する効果が『New England Journal of Medicine』誌で報告され注目されているが、RA においても痛みの軽減が期待できることがわかってきた[11]。なお、リハビリテーションやエクササイズの内容や頻度については個別の患者の状態を十分に把握したうえで、専門の理学療法士の指導の下に無理のない範囲で行うべきであり、事故の予防を徹底すべきであることは言うまでもない。

3. 鍼灸治療

　古来わが国をはじめ東アジアを中心に行われている、いわゆる補完代替療法の一種であり、鍼は「はり」、灸は「きゅう」である。鍼灸治療についてはエビデンスに乏しいとの観点から批判的な医師が多いように思われるが、最近わが国においてもRAに対する鍼灸治療の多施設ランダム化比較試験が行われた[12]。それによると薬物療法のみの群と比較して、鍼灸治療を併用した群では疾患活動性やQOLだけでなく、痛みや気分についても有意に改善していた。治療の性質上盲検が困難であるためプラセボ効果の可能性も否定できないが、RAの痛みに対するアプローチのひとつとして検討に値するかもしれない。もちろん感染症予防の観点から衛生面には十分に配慮すべきであり、また健康保険の適用に際しては、鍼灸院などで治療が行われる場合は医師の同意書を求められることが多い。

4. 温泉療法

　RAなどの運動器疾患に限らず、また洋の東西を問わず古くから一般的に行われてきた方法で、実際に各地の温泉で効能効果の表示を見てみると、必ずといっていいほど多数の病名とともに関節リウマチ（あるいは単に'リウマチ'、ときに'リューマチ'）と書かれている。日々のストレスから開放されて、自然に囲まれた温泉地でリラックスしながら温かい温泉に入れば、多少ならずとも痛みは軽減するだろうことは誰しも想像できるために、気分的な作用や温熱による効果だけだろうと考えがちであるが、必ずしもそれだけではないようである。最近報告されたメタアナライシスでは、多くの研究において対照群も同じ場所で治療されており、それでもなお温泉療法は痛みその他の症状緩和に有意に有効であったとしている[13]。

　温泉療法による痛みの軽減の機序としては、温泉中に溶解している各種の成分が作用しているとする報告があり、Frankeらはリハビリテーションに加えてラドンを含む炭酸泉（自然泉）と、水道水から人工的に生成した炭酸泉（人工泉）の効果を比較したところ、自然泉のみで痛みの改善が9ヵ月間にわたって持続し、さらにステロイド薬やNSAIDの使用も有意に少なかったと報告している[14]。またBenterらは、硫黄泉では経皮的に吸収された硫黄が疼痛緩和作用を有しているとし、硫黄泉がRA患者の痛みに対しても有効であったという報告を紹介している[15]。

5. 装具療法

　主として変形、破壊をきたした関節に用いられ、装着することによって関節を安定化させ、痛みの軽減を図る。上肢装具は主に手関節や手指に装着され、痛みの軽減だけでなく機能的な改善やさらなる変形の進行を予防するために使用されることが多い。なお、変形の態様はさまざまであるので細かな対応が必要であり、また人目につく部分なのであまり違和感のない外見のものが望ましい。下肢においては、膝関節に装着して関節を安定化させて痛みを軽減する膝装具や、足部の変形による

荷重時痛を軽減する目的で使用される足底板や靴型装具がある。足底板や靴型装具については専門の義肢装具士に依頼して個別に作製する必要があるが、痛みを軽減する効果が比較的大きく、結果として歩行機能の改善にもつながるので積極的に使用するべきであり、前出の The Cochrane Library では後足部の痛みに対してとくに有効であるとされている[16]。なお、頚椎病変による頚部痛の軽減や変形の進行の予防を目的として、ソフトカラーなどの頚椎装具もしばしば用いられる。

6. その他

患者教育はあらゆる疾患の治療において基本中の基本であり、RA においても QOL や機能的な改善に有効とされているが、こと痛みの軽減に関してはさほどの効果は期待できないようである[17]。なお、RA の多くで睡眠時無呼吸症候群などの睡眠障害がみられ、症状の悪化や心血管イベントの発生に関係している可能性が指摘されているが[18]、志水は通常の薬物療法に加えて持続陽圧呼吸を併用したところ、症状、検査所見ともに著明な改善がみられたとしている[19]。

関節注射

1. 関節注射の適応

RA 治療においては、経口ないし注射薬として全身投与された薬剤が、すべての罹患関節に行き渡って薬理作用を発揮した結果、症状が軽快するのが理想的である。しかしながら、各種検査結果や疾患活動性の評価上は良好であるにもかかわらず、1～数関節のみ痛みや腫脹が残存することがしばしばあり、このようなときは関節注射が考慮されるべきである。また関節腫脹がみられる場合は、薬剤の注入に先立って関節液の吸引を試みるべきである。これは関節液が減少することによって、圧迫によって生じていた関節包などの痛みや関節可動域制限の軽減が期待できるためである。また、他疾患が除外できない場合に関節液検査や培養によって確定診断の一助とすることも可能であろう。なお、膝関節内へのステロイド薬やヒアルロン酸製剤の注入に先立って関節液を吸引しておいたほうが、症状の再燃は有意に少なかったという報告がある[20,21]。

2. 注射のポイント

関節穿刺を行う際にはとくに感染に気をつける必要がある。これは全身どの関節においても同様であり、穿刺前には十分に消毒しておくべきである。筆者らはアルコール綿で十分拭いた後にポピドンヨードによる消毒を行っているが、手術部位の皮膚消毒用としてポピドンヨードにアルコールを加えたものも市販されている。また、ポピドンヨードによる十分な殺菌効果を得るには、塗布後すぐにではなく、30

表1 関節注射に使用可能なステロイド薬

一般名	商品名*	糖質コルチコイド作用**	電解質コルチコイド作用**
プレドニゾロン	水溶性プレドニン	4	0.8
メチルプレドニゾロン	デポ・メドロール	5	≒0
トリアムシノロンアセトニド	ケナコルト-A	5	≒0
デキサメタゾン	オルガドロン デカドロン	25	≒0
ベタメタゾン	リンデロン リンデロン懸濁注	25	≒0

*先発品のみ．**ヒドロコルチゾンを1とした場合の力価比． （文献[24]より）

秒程度経過してから穿刺したほうがよいようである[22]。注射針は関節液吸引を行う場合は原則として18G、薬剤注入のみの場合は22～25Gを用いる。

関節注射に用いる薬剤としてわが国で一般に用いられるのはステロイド薬、ヒアルロン酸製剤および局所麻酔薬の3種類であるが、糖尿病合併症例においてはステロイド薬の注入には慎重であるべきである。また人工関節置換後の関節においては、そもそも効果が期待できないばかりでなく、感染が生じた結果、人工関節の抜去や再置換術、あるいは最悪の場合は切断術が必要となる危険性もあるため、絶対禁忌と考えるべきである。以下、各薬剤について解説する。

1）ステロイド薬

糖質コルチコイドによる抗炎症作用を期待するもので、RAにおいては比較的高頻度に用いられる。関節内に注入するステロイド薬の選択には明らかな基準はないもの、トリアムシノロンアセトニドなど局所親和性が高く、全身に吸収された場合でも直ちに不活化されるものが望ましいとされている[23]。また作用時間は薬剤の水溶性の程度に反比例し、一般的に作用時間が長いほうが相対力価も高くなり、より強力な抗炎症作用を有する（表1）[24]。

用量はトリアムシノロンアセトニドの場合、手指などの小関節で1～10 mg、膝などの大関節には10～40 mg程度であり[23,24]、前述のように関節液が貯留している場合には、ステロイド薬の注入に先立って吸引しておくとより効果が持続するとされている[20]。また、局所的および全身的副作用を回避するために、関節注射の間隔は原則的に同一部位につき2～4週間以上、できれば3ヵ月以上あけることが好ましい[23]。なお関節内はもちろんのこと、穿刺部位の皮膚にも感染のないことを十分確認し、医原性の化膿性関節炎の発生防止に努める。

2）ヒアルロン酸製剤

変形性膝関節症ほどではないもののRAにおいても以前からよく使用されてきた薬剤で、その高い粘弾性と親水性という物理的特性から、関節における潤滑と衝撃緩和の効果が期待され、また近年の研究によって滑膜や軟骨に対しても種々の作用

表2 RA手術の部位別適応と推奨度

	滑膜切除術	人工関節置換術	関節固定術	関節形成術
肩関節	B	A	C	C
肘関節	A	A	D	C
手関節	A	C	B	B
手指関節	A	B	B	B
股関節	C	A	C	C
膝関節	A	A	C	C
足関節	B	B	A	C
足趾関節	C	C	B	A
手指腱	腱移行・腱移植　＝　A			
頚椎	固定術　＝　A			

(文献[23]より一部改変)

があることが判明している。とくに分子量約190万の高分子ヒアルロン酸製剤は、関節破壊がまだ著明でないRA膝関節において高い症状改善効果が示されている[25]。なお、現在は変形性膝関節症のみに対する適応であるが、さらに分子量の大きなヒアルロン酸製剤（分子量約600万）も最近開発されており[26]、将来的にはRAに対する効果も期待されよう。

3) 局所麻酔薬

関節注射を行う際に、より早期に除痛効果を得る目的でステロイド薬と混ぜて注入する場合が多く、単独で用いられることは少ない。とくにトリアムシノロンアセトニドは、単独では注入時に痛みを伴うことが比較的多く、手指など小関節に注射する際には局所麻酔薬との混合が有効である。また、ときにヒアルロン酸製剤と局所麻酔薬とを混ぜて注入することもある。なお最近、局所麻酔薬によって軟骨細胞のミトコンドリアDNAが破壊され、アポトーシスが惹起されるという報告もあり[27]、使用は必要最小限にしておいたほうが賢明であろう。

おわりに

以上、RAの痛みに対する非薬物的アプローチについて解説したが、これらは残念ながら最近の薬物療法の目覚しい進歩の陰に隠れて、ややもすると軽視される傾向にあるように思われる。もちろん薬物療法がRA治療のメーンストリームであることは間違いないが、限りある医療資源の範囲内で最大限の効果を得るためにはどうするべきかという観点で治療の選択肢を考えた場合、本項で取り上げた非薬物的アプローチも十分検討に値すると思われる。なお、薬物的、非薬物的アプローチに限らず、効果のみられない治療を漫然と継続するべきでないことは言うまでもない。

痛みが強く、本項で取り上げた非薬物的アプローチはもちろん薬物療法によって

も軽減しない場合には整形外科的な手術が必要となることが多い。手術適応、すなわち手術を検討すべきかどうかは主に痛みや変形の程度で判断されるが、罹患部位や手術術式によっても異なり、さらにそれ以上に患者のおかれた環境や患者自身の希望にも左右される。しかしながらリウマチ専門医であれば内科系、整形外科系にかかわらず、手術適応についてある程度は知っておく必要があるだろう。そして手術適応を見極めるためには、当然のことながら当該部位の十分な診察と障害の評価が必要であり、一部の整形外科医にみられがちな、自分の得意な部位や術式ばかりしたがる結果、他の部位については診察すら不十分になるようなことがあってはならない。

最後に、手術適応を判断する際の参考材料のひとつとして、わが国のガイドラインにおけるRA手術の部位別適応と推奨度を表に示しておく(**表2**)[23]。なお、このガイドラインが作成されたのは2004年であり、根拠となったエビデンスは当然それ以前、すなわちわが国で生物学的製剤が登場する以前の臨床研究や経験である。生物学的製剤をはじめとした薬物療法の進歩によりRA患者の臨床像が以前とは異なったものになりつつある現在、手術術式や適応、さらには手術の目標設定についても徐々に見直されつつあることを付け加えておきたい。

(史　賢林, 橋本　淳)

文献

1) 社団法人リウマチ友の会(編):2005年リウマチ白書―リウマチ患者の実態. 障害者団体定期刊行物協会, 東京, 2005
2) Nakajima A, Kamitsuji S, Saito A, et al:Disability and patient's appraisal of general health contribute to depressed mood in rheumatoid arthritis in a large clinical study in Japan. Mod Rheumatol 2006;**16**:151-157
3) 吉野槇一:万病のストレスを解消する!　泣き笑い健康法. 中経出版, 東京, 2009
4) DAS-SCORE. NL―Home of the DAS. University Medical Center Nijmegen
　 http://www.reuma-nijmegen.nl/www.das-score.nl/index.html
5) Ritchie DM, Boyle JA, McInnes JM, et al:Clinical studies with an articular index for the assessment of joint tenderness in patients with rheumatoid arthritis. Q J Med 1968;**147**:393-399
6) 村田紀和:関節リウマチに関する臨床エビデンス―関節リウマチのリハビリテーションとエビデンス. EBMジャーナル 2003;**4**:564-569
7) Brosseau L, Robinson V, Wells G, et al:Low level laser therapy (Classes Ⅰ, Ⅱ and Ⅲ) for treating rheumatoid arthritis. Cochrane Database Syst Rev 2005;**19**:CD002049
8) 織部元廣:リウマチのリハビリテーションとその諸問題―物理療法. 臨床リハ別冊(リウマチのリハビリテーション) 1994;64-69
9) Baillet A, Zeboulon N, Gossec L, et al:Efficacy of cardiorespiratory aerobic exercise in rheumatoid arthritis:meta-analysis of randomized controlled trials. Arthritis Care Res 2010;**62**:984-992
10) Hall J, Swinkels A, Briddon J, et al:Does aquatic exercise relieve pain in adults with neurologic or musculoskeletal disease? A systematic review and meta-analysis of randomized controlled trials. Arch Phys Med Rehabil 2008;**89**:873-883
11) Lee MS, Pittler MH, Ernst E:Tai chi for rheumatoid arthritis:systematic review. Rheumatology (Oxford) 2007;**46**:1648-1651
12) 粕谷大智:関節リウマチに対する鍼灸治療―関節症状とQuality of life(QOL)に及ぼす効果. 医道の日本 2008;**67**:44-51
13) Falagas ME, Zarkadoulia E, Rafailidis PI:The therapeutic effect of balneotherapy:evaluation of the

evidence from randomised controlled trials. Int J Clin Pract 2009；**63**：1068-1084
14) Franke A, Reiner L, Resch KL：Long-term benefit of radon spa therapy in the rehabilitation of rheumatoid arthritis：a randomised, double-blinded trial. Rheumatol Int 2007；**27**：703-713
15) Bender T, Karagülle Z, Bálint GP, et al：Hydrotherapy, balneotherapy, and spa treatment in pain management. Rheumatol Int 2005；**25**：220-224
16) Hawke F, Burns J, Radford JA, et al：Custom-made foot orthoses for the treatment of foot pain. Cochrane Database Syst Rev 2008；**16**：CD006801
17) Christie A, Jamtvedt G, Dahm KT, et al：Effectiveness of nonpharmacological and nonsurgical interventions for patients with rheumatoid arthritis：an overview of systematic reviews. Phys Ther 2007；**87**：1697-1715
18) Holman AJ：Considering cardiovascular mortality in patients with rheumatoid arthritis from a different perspective：A role for autonomic dysregulation and obstructive sleep apnea. J Rheumatol 2007；**34**：671-673
19) 志水正敏：睡眠と未病．日本未病システム学会雑誌 2006；**12**：52-55
20) Weitoft T, Uddenfeldt P：Importance of synovial fluid aspiration when injecting intra-articular corticosteroids. Ann Rheum Dis 2000；**59**：233-235
21) Tanaka N, Sakahashi H, Sato E, et al：Intra-articular injection of high molecular weight hyaluronan after arthrocentesis as treatment for rheumatoid knees with joint effusion. Rheumatol Int 2002；**22**：151-154
22) 明治製菓株式会社：「イソジン液 10％」添付文書（2008 年 7 月作成第 1 版）
23) 厚生労働省研究班（編）：関節リウマチの診断マニュアル（改訂版）．診断のマニュアルと EBM に基づく治療ガイドライン．財団法人日本リウマチ財団，東京，2004
24) 奥田康介，松原　司：薬物療法―有用性と副作用対策を中心に．関節注入療法．日本臨牀 2010；**68**（増刊号 5）：450-454
25) 小松原良雄，井上和彦，宗圓　聰，他：スベニールの関節リウマチ患者における膝関節痛に対する長期使用時における安全性の確認　多施設共同による市販後臨床試験．臨床リウマチ 2004；**16**：314-337
26) ジェンザイム・ジャパン株式会社：「サイビスクディスポ関節注 2 m*l*」添付文書（2010 年 10 月作成第 1 版）
27) Grishko V, Xu M, Wilson G, et al：Apoptosis and mitochondrial dysfunction in human chondrocytes following exposure to lidocaine, bupivacaine, and ropivacaine. J Bone Joint Surg 2010；**92-A**：609-618

4. 慢性の痛みと精神心理学的側面
―症候を出発点とした痛みの薬物療法

はじめに

　うつ症状を伴う慢性の痛みにおいては、精神疾患がその背景にあることを念頭に置く必要がある。抑うつ症状がその診断の中心となる精神疾患は大うつ病性障害をはじめとする気分障害で認められる。しかし、抑うつ症状が診断基準にはない精神疾患においても抑うつ症状はよく認められるため、その鑑別や合併を考慮して治療に当たる必要がある。一般的には、慢性の痛みを主訴とする患者は、精神科を最初に受診することはなく、整形外科、麻酔科（ペインクリニック）、内科などを受診する。精神科を専門としない医師が、精神症状を主訴として訴えない患者を診て、精神疾患が慢性の痛みの背景にあることに気づき、そのうえで精神科的な治療を行うことは大変に難しい。また、慢性の痛みの患者は、精神科にかかり精神疾患患者として扱われることに強い拒否感があることも多く、精神科への紹介をしても受診しない場合が多い。慢性の痛みのある患者のうち、精神疾患の診断がつく患者の特徴やその割合もよくわかっておらず、慢性の痛みへの適切な治療を行うためには、今後のこの分野の研究の進展が待たれる。本項では、慢性の痛みを訴える患者においてよく認められる精神疾患について概説し、その対応法についても述べる。

慢性の痛みを引き起こす身体疾患と精神疾患の分類

1. 痛みの三つの原因部位

　慢性の痛みの原因はさまざまである。運動器の痛みは、末梢の筋肉、関節などにおいて起こる。部位によって異なるが、臨床的には3つの原因があると考えるのが最もわかりやすい。一つ目は、運動器そのもの、すなわち局所において炎症などの障害があり、そのために痛みが起こるものである。二つ目は、局所の痛みを脳に伝える途中の神経伝導路に障害がある場合であり、椎間板ヘルニアなどがこれに当たる。三つ目は、最終的に痛みを知覚する脳に障害がある場合である。精神疾患は、この三つ目の場合に当たると考えられる。このうち、最初の二つにおいては痛みの器質的な要因が明らかである身体疾患としてまとめることができ、三つ目は痛みの原因が器質的に明らかではなく、おそらく脳にあると想定されているものといえる。精神疾患は脳にその原因があると信じられているものの客観的な検査などで診断することができず、あくまでも臨床症状から診断するものであるため、専門家である精神科医には診断できても専門外の医師には客観的な検査がないため理解が難し

表1 痛みにおける身体・精神の関連・合併

診断	理由
1）身体疾患のみ	身体疾患のみですべての痛みの説明が可能である
2）身体疾患と精神疾患の合併	身体疾患のみでも精神疾患のみでの痛みの説明が十分にできない
3）精神疾患のみ	精神疾患のみですべての痛みの説明が可能である

表2 痛みにおける身体・精神疾患における経過分類

分類	理由
1）身体疾患先行	身体疾患が先行し、その後、精神疾患を発症する
2）精神疾患先行	精神疾患が先行し、その後、身体疾患が発症する
3）同時に発症	身体疾患と精神疾患が同時に発症する

い。また、精神疾患の診断においては、その原因が他の身体疾患（膠原病、内分泌疾患、脳外傷など）によるものでないことが、その条件となるため、精神科医は身体的検索をしていない段階においては精神疾患とおそらく診断することができるが、確定診断には身体疾患の除外が必要となる。

2．身体疾患と精神疾患の分類と合併（表1）

一つ目と三つ目の身体疾患のみ、もしくは精神疾患のみですべての痛みの説明がつく場合はそれぞれの専門家が診断・治療を行うことは決して難しいものではない。一方、抑うつ症状を伴うさまざまな精神疾患において慢性の痛みが認められる場合がよく認められるが、実際の臨床現場においては、前述のような三つの分類だけでは説明できない。それは合併例である。運動器そのもの、または神経伝導路に障害があり、しかも精神疾患がある場合は、診断が困難でありその結果治療も非常に難しい。例えば、関節リウマチとうつ病の合併や、椎間板ヘルニアと身体表現性障害の合併がある。通常、痛みを主訴とする患者は、その局所を専門とする診療科である整形外科、麻酔科、神経内科などを受診し、精神科を最初に受診することはほとんどない。しかし、特に診断・治療が困難であると考えられる合併例において、精神科以外の専門の医師がその身体疾患についての診断ができても精神疾患の診断をすることは困難であろう。しかし、現実は、そのような事態が臨床現場で起こっており、後に述べるような問題点が散見される。

3．合併例の時間的経過（表2）

次に、このような身体疾患と精神疾患が合併している場合にも三つのパターンが考えられる。一つ目は、身体疾患がはじめにあり、その後に精神疾患を発症したものである。例えば、関節リウマチがあり闘病生活に苦しむうちに大うつ病性障害を発症するものであり、臨床上よく認められる。二つ目は、精神疾患がもともとある

表3 痛みにおける身体・精神疾患における因果関係分類

分類	理由
1）身体疾患型	身体疾患が精神疾患の発症に関与している
2）精神疾患型	精神疾患が身体疾患の発症に関与している
3）無関係型	身体疾患と精神疾患は互いに無関係である

ものに身体疾患が発症したものである。例えば大うつ病性障害の患者が後に関節リウマチを発症した場合、初期においてはその症状は大うつ病性障害の症状と間違えられることもある。三つ目は同時に発症したものであり、自動車事故などで大怪我をして生命の危機が起こった後に、身体的な障害と急性ストレス障害を発症した場合（3ヵ月以上持続するとPTSDとなる）がある。

4．精神疾患と身体疾患の因果関係（表3）

　精神疾患と身体疾患が合併しているときには、時間的な経過とともにその因果関係が重要となる。注意が必要なのは、個々の症例において合併例の因果関係を前もって証明することはできない。すなわち、因果関係を想定して治療を進めることにより、症状の改善が認められたときに、初めて因果関係が証明されたこととなる。また、逆に因果関係を想定して治療を進めたときに、予想した治療反応性が認められない時には、その診立てを再考する必要がある。因果関係には、三つのパターンがある。身体疾患が精神疾患の発症に関与している身体疾患型、精神疾患が身体疾患の発症に関与している精神疾患型、そして身体疾患と精神疾患は互いに無関係である無関係型である。

　無関係型においては、それぞれの疾患を独立に治療しても基本的には問題はない。ただし、痛みを診る診療科と精神科で同じ薬を用いる場合も多くあり、その場合重大な問題が起こることがあり、注意を要する。合併例においては、精神疾患、身体疾患の両方の治療が必要となるのはもちろんである。例えば、関節リウマチが重症であり痛みが強く、社会機能障害を引き起こすと、それは大きな心理的ストレス因となりうつ病発症のリスクとなりうる。十分な休養と抗うつ薬の服用がうつ病の基本的な治療となるが、治療に成功しても関節リウマチ自身の改善が認められなければ、痛みや社会機能障害は持続していることになり、関節リウマチになる前の状態まで回復することは難しい。つまり、二次的に発症したうつ病の治療を行うが、その発症の引き金となった関節リウマチの治療の成功がその鍵となると考えるべきである。

　精神疾患が身体疾患の発症に関与している精神疾患型についての事態は複雑である。例えば、統合失調症においては糖尿病の発症率が一般人口の約2倍であることから糖尿病性のニューロパチーによる痛みが起こるリスクが高いと思われるが、関与は認められるものの因果関係ははっきりせず、統合失調症の治療を行っても糖尿

病性のニューロパチーが改善するわけではなく、前述した身体疾患が精神疾患の発症に関与する場合とは対応が異なる。それぞれの治療を行う必要があるのはもちろんであるが、統合失調症により自己管理能力が低下し、糖尿病の適切な治療を受けることができないことが問題点である。

　一方、精神疾患型で最も問題となるのは、精神疾患であることに気づかれず、身体疾患としての治療を行うことにより、医原性の障害を引き起こすことである。例えば、腰痛を訴える身体表現性障害の患者に対して、その腰痛は身体疾患である腰椎椎間板ヘルニアによると誤った診断を行い手術した場合に、手術により医原性に腰椎に障害をきたすことがある。また、さまざまな鎮痛薬、抗不安薬、抗うつ薬を投与され、効果が認められないだけではなく、副作用に苦しんだり、医原性に薬物依存（物質関連障害）になる場合もある。このような医原性の問題を引き起こした後に、精神科を受診すると非常に難しい。身体表現性障害には精神療法が適応となるが、痛みが起こっている理由についての事実関係を共有することから精神科の治療が始まる。患者の怒りを言語的に表出させることにより治療を進めるが、医原性の問題が症状の形成に寄与していることを明らかにすることは、医療不信を募らせることになり大きな問題となる。身体疾患としての診断において、明らかに神経支配と異なった症状を訴える患者においては、精神科を専門としない医師でも精神疾患の存在に気がつくと思われるが、微妙な場合には判断が分かれることになる。精神疾患の診断においては、身体疾患を客観的に診断できることを前提として、除外診断や合併を考えていくようになっている。よって、客観的な身体所見・画像所見から身体疾患であると診断でき、しかもそれだけですべての症状が説明できれば、精神疾患とは診断できない。しかし実際の臨床現場では、その症状の訴えが神経学的に的を得ておりかつ実際にヘルニアが画像的に存在していて身体疾患と診断できたが、手術を行いそれが成功したにもかかわらず、痛みそのものは改善しないまたは悪化する場合があり、そこで初めて客観的な所見は無症候性であることが判明する場合もある。このような場合は、身体疾患を専門とする医師と精神疾患を専門とする医師が連携しながら、トライアルアンドエラーを繰り返しながら、治療を継続していくことが必要と思われる。

　精神疾患であるが、その治療が適切に行われないために、医原性の精神疾患を引き起こす例もある。精神疾患の適切な診断・治療がなされないままに、身体疾患を専門とする医師より、ベンゾジアゼピンなどの抗不安薬や睡眠薬、ペンタゾシンやコデインなどのオピオイド系鎮痛薬の処方がなされ、その結果、物質関連障害として乱用、依存、中毒を引き起こすことがある。

5. 痛みと正常な心理

　心理的な要因で痛みの感じ方が変わることはよく知られており、これは健常者でも普通にあることである。正常な脳機能の破綻が精神疾患であるが、服薬などの生

物学的な治療がより有効なものと、精神療法などの心理学的な介入がより有用であるものがある。心理学的な介入は健常者が通常行っている脳機能の恒常性の維持のメカニズムの強化または破綻の回避であるため、健常者も同様の治療的な介入と同等のことを日常生活にて行っていることよって恒常性を維持していることもある。このような場合は、精神科医が診ることなく改善することもよく認められる。すなわち、整形外科、麻酔科、神経内科の医師が診ることにより、十分に回復する。もちろん、友人などに相談しただけで改善することもよく認められる。このことは、いわゆる神経症圏の精神疾患においては、その想定される精神病理が健常者と同じメカニズムによることを示しており、ここが一般臨床においては重要な点となる。

精神疾患各論

1．痛みを訴える精神疾患

あらゆる精神疾患において痛みを訴える可能性がある。精神疾患は、さまざまな症状から症候群として診断するが、診断の特異性を担保するために、よくみられる症状であっても診断基準に入っていない症状がたくさんある。例えば、あらゆる精神疾患において不眠はよく認められる症状であり、健常者においても不眠の訴えは、時に認められる。よって、不眠は診断的価値が高くなく、気分障害の診断基準の一部として採用されているだけである。痛みについても同様であり、痛みを診断基準に取り入れている精神疾患は多くはないが、だからといってその精神疾患を否定するものではない。ここでは、痛みをよく訴える精神疾患である身体表現性障害、気分障害、物質関連障害、パーソナリティ障害、広汎性発達障害、解離性障害、統合失調症、虚偽性障害、詐病、適応障害、不安障害などについて個々に概説する。本稿の診断基準については、現在精神疾患の診断で最も汎用されるアメリカ精神医学会による『精神障害の診断と統計の手引き The Diagnostic and Statistical Manual of Mental Disorders-Ⅳ-TR（DSM-Ⅳ-TR）』の基準を用いる。

2．身体表現性障害

1）疼痛性障害（表4）

身体表現性障害の中で疼痛性障害が、疼痛が「臨床像の中心を占めている」と定義されている。疼痛性障害は、心理的な要因が重要な役割を果たしており、痛みは一つがそれ以上の部位に存在しており、その疼痛は非精神科的身体疾患や神経疾患によって十分に説明できないものである。疼痛性障害は女性が男性の2倍であり、発症年齢は30〜40歳代が一番多い。精神力動的には、身体を通して内的な葛藤を表現しており、心理学的な問題を無意識に体の痛みに置き換えている。疼痛行動は、報酬や懲罰により強化され、対人関係における操作や利得獲得の手段となることが

表4　疼痛性障害の診断基準[1]

A：1つまたはそれ以上の解剖学的部位における疼痛が臨床像の中心を占めており、臨床的関与が妥当なほど重篤である
B：その疼痛は、陥床的に著しい苦痛または、社会的・職業的、または他の重要な領域における機能の障害を引き起こしている
C：心理的要因が、疼痛の発症、重症度、悪化、または持続に重要な役割を果たしていると判断される
D：その症状または欠陥は、(虚偽性障害または詐病のように)意図的につくりだされたり捏造されたりしたものではない
E：疼痛は、気分障害、不安障害、精神病性障害ではうまく説明されないし、性交疼痛症の基準を満たさない

心理的要因と関連した疼痛性障害（DSM-1V307・80）
・心理的要因が、疼痛の発症、重症度、悪化、持続に重要な役割を果たしていると判断される

心理的要因と一般身体疾患の両方に関連している疼痛性障害（DSM-IV307.89）
・心理的要因と一般身体疾患の両方が、疼痛の発症、重症度、悪化持続に重要な役割を果たしていると判断される

一般身体疾患と関連している疼痛性障害
・一般身体疾患が、疼痛の発症、重症度、悪化、持続に重要な役割を果していると判断される

あり、これを二次的な疾病利得という。疼痛性障害は、外傷後のものであったり、神経学的であったり、医原性であったりする。疼痛性障害患者は長い病歴と手術歴を持っており、多くの医師を受診し多くの医療を受け、特に手術への要求を持つ。彼らは痛みに完全にとらわれており、すべての不幸の源はそこにあると思っており、痛みさえなければ幸せであると思うことが多い。後に述べる大うつ病性障害が疼痛性障害の25～50％に存在し、抑うつをはじめとする大うつ病性障害や気分変調性障害の症状は疼痛性障害の60％以上に認められるとも報告されている。純粋な身体的疼痛と純粋な心理的疼痛を区別することは困難である。これは、前に述べたようにこれらは相互に排他的なものではないからである。

　鎮痛薬や抗不安薬による治療は一般にほとんどの患者で有効ではなく、物質乱用や依存がしばしば起こることが大きな問題点となっている。三環系抗うつ薬や選択的セロトニン再取込み阻害薬（SSRI）などの抗うつ薬が有効であるが、抗うつ効果により痛みを緩和するのか、独自に鎮痛効果が認められるのかにはまだ定まっていない。患者に共感し治療同盟を構築することにより、心理的疼痛の起源や疼痛愁訴の対人関係や社会機能への影響について洞察を得るような精神療法を行うことができる。合併した精神疾患を治療することが必要である。

2) 身体化障害（表5）

　身体化障害は、多部位の疼痛に加え身体的愁訴が多岐にわたることから、疼痛性障害とは区別される。また、その診断基準のすべてを満たさない鑑別不能型身体表現性障害がある。もちろん、それらの症状は身体的疾患では説明されない。女性は男性の約5～10倍発症し、30歳以前に始まり何年も続き、古くはヒステリーと呼ばれたものである。原因はよく知られていないが、心理学的には行きたくない仕事や配偶者に対する怒りなど社会的回避や感情が抑圧され、その代理として起こってい

表5 身体化障害の診断基準[1]

A：30歳未満に始まった多数の身体的愁訴の病歴で、
　　それは数年間にわたって持続しており、
　　その結果治療を求め、
　　または社会的、職業的または他の重要な領域における機能の障害を引き起こしている。
B：以下の基準の各々を満たしたことがなければならず、
　　個々の症状は障害の経過中のいずれかの時点で生じている。
　（1）4つの疼痛症状：少なくとも4つの異なった部位または機能に関連した疼痛の病歴（例：頭部、腹部、背部、関節、四肢、胸部、直腸、月経時、性交時、または排尿時）
　（2）2つの胃腸症状：疼痛以外の少なくとも2つの胃腸症状の病歴（例：嘔気、鼓腸、妊娠時以外の嘔吐、下痢、数種類の食物への不耐性）
　（3）1つの性的症状：疼痛以外の少なくとも1つの性的または生殖器症状の病歴（例：性的無関心、勃起または射精機能不全、月経不順、月経過多、妊娠中を通じての嘔吐）
　（4）1つの偽神経学的症状：疼痛に限らず、神経学的疾患を示唆する少なくとも1つの症状または欠損の病歴（協調運動または平衡の障害、麻痺または部分的な脱力、嚥下困難または喉の魂、失声、尿閉、幻覚、触覚または痛覚の消失、複視、盲、聾、けいれんなどのような転換症状、記憶喪失などの解離症状、失神以外の意識消失）
C：(1) または (2)
　（1）適切な検索を行っても、基準Bの個々の症状は、既知の一般身体疾患または物質（例：乱用薬物、投薬）の直接的作用として十分説明できない
　（2）関連する一般身体疾患がある場合、身体的愁訴または結果として生じている社会的、職業的障害が、既往歴、身体診察、または臨床検査所見から予測されるものをはるかに超えている。
D：疼痛は、(虚偽性障害または詐病のように)意図的に作り出されたりねつ造されたりしたものではない。

ると解釈される。病歴は場当たり的で、あいまいで、不明確で、一貫せず、まとまらないことが多い。身体化障害の女性患者は、露出的な衣服の着方をし、依存的・自己中心的で、賞賛あるいは賛美を渇望し、周囲を操作するようにみえる。身体化障害の半数は、大うつ病性障害、パーソナリティ障害、物質関連障害、不安障害など合併する。並存する精神障害に対する向精神薬を用いた治療はすべきであるが、身体化障害そのものに効果があるというデータはほとんどない。それよりも大量服薬や依存性疾患を引き起こすことがあり、注意を要する。治療は、精神療法が中心で、一度診断がつけば、一人の医師が主治医になることが最もうまくいく。診察時間をできるだけ短くし、余分な臨床検査などを避けるべきである。

3. 気分障害

1) 大うつ病性障害（表6）

　大うつ病性障害は非常にありふれた疾患であり、生涯有病率が約15％、女性では25％にのぼると言われている。抑うつ気分、興味または喜びの喪失がその症状の中心であり、食欲低下、睡眠障害、倦怠感などを伴い、重症の場合は自殺念慮を持ち、9つの症状のうち5つ以上が毎日2週間以上続くと大うつ病エピソードと診断される。大うつ病エピソードが認められ、そのエピソードが統合失調症などの精神病性の障害で説明がつかず、躁病エピソードなどが過去に存在したことがない場合に、

表6　大うつ病エピソードの診断基準[1]

A：以下の症状のうち5つ（またはそれ以上）が同じ2週間の間に存在し、病前の機能からの変化を起こしている。
これらの症状のうち少なくとも1つは、
(1) 抑うつ気分または
(2) 興味または喜びの喪失である。
注：明らかに、一般身体疾患、または気分に一致しない妄想または幻覚による症状は含まない。
(1) 患者自身の言明（例えば、悲しみまたは、空虚感を感じる）か、他者の観察（例えば、涙を流しているように見える）によって示される、ほとんど1日中、ほとんど毎日の抑うつ気分。
注：小児や青年ではいらいらした気分もありうる。
(2) ほとんど1日中、ほとんど毎日の、すべて、またはほとんどすべての活動における興味、喜びの著しい減退（患者の言明、または他者の観察によって示される）。
(3) 食事療法をしていないのに、著しい体重減少、あるいは体重増加（例えば、1ヵ月で体重の5%以上の変化）、またはほとんど毎日の、食欲の減退または増加。
注：小児の場合、期待される体重増加がみられないことも考慮せよ。
(4) ほとんど毎日の不眠または睡眠過多。
(5) ほとんど毎日の精神運動性の焦燥または制止（他者によって観察可能で、ただ単に落ち着きがないとか、のろくなったという主観的感覚ではないもの）。
(6) ほとんど毎日の易疲労性または気力の減退。
(7) ほとんど毎日の無価値感、または過剰であるか不適切な罪責感（妄想的であることもある）、（単に自分をとがめたり、気になったことに対する罪の意識ではない）。
(8) 思考力や集中力の減退、または、決断困難がほとんど毎日、認められる（患者自身の言明による、または、他者によって観察される）。
(9) 死についての反復思考（死の恐怖だけではない）、特別な計画はないが反復的な自殺念慮、自殺企図、または自殺するためのはっきりとした計画。
B：症状は混合性エピソードの基準をみたさない。
C：症状は臨床的に著しい苦痛または、社会的、職業的、または他の重要な領域における機能の障害を引き起こしている。
D：症状は、物質（例：乱用薬物、投薬）の直接的な生理学的作用、または一般身体疾患（例：甲状腺機能低下症）によるものではない。
E：症状は死別反応ではうまく説明されない。すなわち、愛する者を失った後、症状が2ヵ月をこえて続くか、または、著明な機能不全、無価値感への病的なとらわれ、自殺念慮、精神病性の症状、精神運動制止があることで特徴づけられる。

大うつ病性障害と診断される。大うつ病性障害の診断基準には痛みは含まれていないが、痛みの訴えは非常によく認められる。大うつ病性障害の治療においては、まず休息することが必要であり、その上で薬物療法、認知療法などの精神療法、mECT（修正型電気けいれん療法：modified electroconvulsive therapy）などが適応となる。薬物療法は、SSRI が中心となり、三環系抗うつ薬や四環系抗うつ薬も適応となる。その他、SNRI や NaSSA などの抗うつ薬が用いられる（表7）。自殺目的で大量服薬を行った場合に、三環系抗うつ薬では致死的になることがあり、注意を要する。現在大うつ病性エピソード中であっても躁病エピソード（表8）や軽躁病エピソードが過去に認められる患者は双極性障害であり、抗うつ薬治療により躁転する危険性があり、使用には注意を要する。認知療法や mECT は、一般の精神科においても行っていない場合があり、それ以外の科の医師が行うことは非常に少ない。特に、自殺念慮を訴える患者においては精神科におけるアセスメントが必要である。

表7 大うつ病性障害に使用する代表的な抗うつ薬

	標準使用量（最高使用量）＜mg＞	主な作用機序	特徴
三環系抗うつ薬			眠気、口渇、便秘（++）
クロミプラミン	50〜100（225）	セロトニン再取込み阻害薬、ノルアドレナリン再取込み阻害薬	慢性疼痛（★）・点滴薬がある
アミトリプチリン	75〜150（300）	セロトニン再取込み阻害薬、ノルアドレナリン再取込み阻害薬	慢性疼痛（★）
イミプラミン	75〜200（300）	セロトニン再取込み阻害薬、ノルアドレナリン再取込み阻害薬	慢性疼痛（★）
アモキサピン	75〜150（300）	ノルアドレナリン再取込み阻害薬、ドーパミンD2アンタゴニスト	慢性疼痛（★）精神病性のうつ病に用いられる
四環系抗うつ薬			眠気、口渇、便秘（+）
マプロチリン	30〜75（150）	ノルアドレナリン再取込み阻害薬	慢性疼痛（★）
ミアンセリン	30〜60（120）	セロトニン2A阻害薬	夜間せん妄に効果がある場合がある
SSRI			嘔気（+）
フルボキサミン	50〜150（300）	選択的セロトニン再取込み阻害薬	強迫性障害（★★）
パロキセチン	20〜40（40）	選択的セロトニン再取込み阻害薬	不安障害（強迫性障害、パニック障害など）（★★）
セルトラリン	25〜100（100）	選択的セロトニン再取込み阻害薬	不安障害（強迫性障害、パニック障害など）（★★）
SNRI			
ミルナシプラン	25〜100（200）	セロトニン再取込み阻害薬、ノルアドレナリン再取込み阻害薬	慢性疼痛（★）線維筋痛症（★★：アメリカ）
デュロキセチン	20〜40（60）	セロトニン再取込み阻害薬、ノルアドレナリン再取込み阻害薬	慢性疼痛（★）線維筋痛症（★★：アメリカ）
NaSSA			
ミルタザピン	15〜30（45）	α2アンタゴニスト、セロトニン・ノルアドレナリン増強作用	不安障害（パニック障害など）（★）
その他			
トラドゾン	75〜200（400）	セロトニン2A阻害薬、セロトニン再取込み阻害薬	不眠（★）

効果：適応がある（★★）、効果が認める場合がある（★）
副作用：強い（++）、弱い（+）

2）気分変調性障害（表9）

　気分変調性障害は、ほぼ一日中持続する抑うつ気分が長期間続く慢性疾患であり、過去に抑うつ神経症とされていたものである。その症状の程度は、大うつ病性障害よりも軽度であり、客観的な症状よりも主観的な症状が目立つ **(表9)**。一部の患者は大うつ病性障害に進展するが、主として人格水準の病理が問題になる場合が多い。不安障害、物質乱用、境界性人格障害との合併がよく認められる。治療は、抗うつ薬による薬物療法と精神療法（認知療法や行動療法）の組み合わせが有効である。併存した精神疾患における治療が優先される場合も多いため、注意を要する。

4．物質関連障害（表10）

　物質関連障害は、物質依存、乱用、中毒、離脱などからなる。中心的となるもの

表8　躁病エピソード[1]

A：気分が異常かつ持続的に高揚し、開放的または易怒的ないつもとは異なった期間が、少なくとも1週間持続する（入院治療が必要な場合はいかなる期間でもよい）。
B：気分の障害の期間中、以下の症状のうち3つ（またはそれ以上）が持続しており（気分が単に易怒的な場合は4つ）、はっきりと認められる程度に存在している。
　（1）自尊心の肥大、または誇大
　（2）睡眠欲求の減少（例：3時間眠っただけでよく休めたと感じる）
　（3）普段よりも多弁であるか、喋り続けようとする心迫
　（4）観念奔逸、またはいくつもの考えが競い合っているという主観的な体験
　（5）注意散漫（すなわち、注意があまりにも容易に、重要でないかまたは関係のない外的刺激によって他に転じる）
　（6）目標志向性の活動（社会的、職場または学校内、性的のいずれか）の増加、または精神運動性焦燥
　（7）まずい結果になる可能性が高い快楽的活動に熱中すること（例：制御のきかない買いあさり、性的無分別、またはばかげた商売への投資などに専念すること）
C：症状は混合性エピソードの基準を満たさない。
D：気分の障害は、職業的機能や日常の社会活動または他者との人間関係に著しい障害を起こすほど、または自己または他者を傷つけるのを防ぐため入院が必要であるほど重篤であるか、または精神病性の特徴が存在する。
E：症状は、物質（例：乱用薬物、投薬、あるいは他の治療）の直接的な生理学的作用、または一般身体疾患（例：甲状腺機能亢進症）によるものではない。
　注：身体的な抗うつ治療（例：投薬、電気けいれん療法、光療法）によって明らかに引き起こされた躁病様エピソードは、双極I型障害の診断にあたるものとするべきではない。

表9　気分変調性障害（気分変調症）の診断基準[1]

A：抑うつ気分がほとんど1日中存在し、それのない日よりもある日のほうが多く、患者自身の言明または他者の観察によって示され、少なくとも2年間続いている。
B：抑うつのあいだ、以下のうち2つ、またはそれ以上が存在すること。
　1．食欲減退、または過食
　2．不眠、または過眠
　3．気力の低下、または疲労
　4．自尊心の低下
　5．集中力の低下、または決断困難
　6．絶望感
C：この障害の2年の期間中（小児や青年については1年間）、1度に2ヵ月を超える期間、基準AおよびBの症状がなかったことはない。
D：この障害の最初の2年間は（小児や青年については1年間）、大うつ病エピソードが存在したことがない。すなわち、障害は慢性の大うつ病性障害または大うつ病性障害、部分寛解ではうまく説明されない。
　ただし、気分変調性障害が発現する前に完全寛解しているならば（2ヵ月間、著明な徴候や症状がない）、以前に大うつ病エピソードがあってもよい。さらに、気分変調性障害の最初の2年間（小児や青年については1年間）の後、大うつ病性障害のエピソードが重複していることもあり、この場合、大うつ病エピソードの基準を満たしていれば、両方の診断が与えられる。
E：躁病エピソード、混合性エピソード、あるいは軽躁病エピソードがあったことはなく、また気分循環性障害の基準を満たしたこともない。
F：障害は、精神分裂病や妄想性障害のような慢性の精神病性障害の経過中にのみ起こるものではない。
G：症状は物質（例えば、乱用薬物、投薬）の直接的な生理学的作用や、一般身体疾患（例えば、甲状腺機能低下症）によるものではない。
H：症状は臨床的に著しい苦痛、または社会的、職業的、他の重要な領域における機能の障害を引き起こしている。

表10 物質依存の診断基準[1]

臨床的に重大な障害や苦痛を引き起こす物質使用の不適応的な様式で、以下の3つ（またはそれ以上）が、同じ12ヵ月の期間内のどこかで起こることによって示される。
1. 耐性、以下のいずれかによって定義されるもの：
   (a) 酩酊または希望の効果を得るために、著しく増大した量の物質が必要
   (b) 物質の同じ量の持続使用により、著しく効果が減弱
2. 離脱、以下のいずれかによって定義されるもの：
   (a) その物質に特徴的な離脱症候群がある（特異的な物質からの離脱の診断基準の項目AおよびB参照）
   (b) 離脱症状を軽減したり回避したりするために、同じ物質（または、密接に関連した物質）を摂取する
3. その物質をはじめのつもりより大量に、またはより長い期間、しばしば使用する。
4. 物質使用を中止、または制限しようとする持続的な欲求または努力の不成功のあること。
5. その物質を得るために必要な活動（例：多くの医師を訪れる、長距離を運転する）、物質使用（例：たて続けに喫煙）、または、その作用からの回復などに費やされる時間の大きいこと。
6. 物質の使用のために重要な社会的、職業的または娯楽的活動を放棄、または減少させていること。
7. 精神的または身体的問題が、その物質によって持続的、または反復的に起こり、悪化しているらしいことを知っているにもかかわらず、物質使用を続ける（例：コカインによって起こった抑うつを認めていながら現在もコカインを使用、または、アルコール摂取による潰瘍の悪化を認めていながら飲酒を続ける）。

は物質依存であり、これは脳に変化をもたらす物質への精神的依存と身体的依存の両方からなっている。物質依存は、その物質に対する耐性を生じ、その物質への持続的な渇望による使用を中止することができずに、社会的・職業的な機能の障害を生じる。日本ではアルコールやニコチン（タバコ）が原因物質として多いが、痛みの治療との関連では、オピオイド系鎮痛薬、抗不安薬（ベンゾジアゼピン）、催眠薬などを医師が処方するため特に大きな問題を引き起こすことがある。併存疾患として、反社会性パーソナリティ障害、大うつ病性障害、不安障害、身体表現性障害などがよく認められる。物質関連障害そのものに効果的な薬物療法はなく、自助グループやリハビリテーション、精神療法などをその個々人に合わせて組み合わせて用いる。

5. パーソナリティ障害（表11）

パーソナリティ障害は、文化的な基準から逸脱した主観的体験と行動が青年期からはじまり永続的に続き、機能障害や主観的苦痛を生じるものである。その中でも境界性パーソナリティ障害は、非常に不安的な感情、気分、対人関係が認められる女性に多い疾患である（表12）。慢性的な抑うつ・空虚感を持ち、不安定な自己像があり、対人関係において強い依存心と敵意に基づく操作を行い、リストカットなどの反復的な自己破壊行為を繰り返す。そのため、この患者の治療に当たる医師は、強い怒りを感じることが多く、治療上必要とされる中立的な役割を果たすことが困難である。大うつ病性障害や気分変調性障害そして物質関連障害を合併することが多い。治療は精神療法が中心である。薬物療法は、易怒性、敵意や時に認められる

表11 パーソナリティ障害の全般的診断基準[1]

A：その人の属する文化から期待されるものより著しく偏った、内的体験および行動の持続的様式。この様式は以下の領域の2つ（またはそれ以上）の領域に現れる。
　(1) 認知（すなわち、自己、他者、および出来事を知覚し解釈する仕方）
　(2) 感情性（すなわち、情動反応の範囲、強さ、不安定性、および適切さ）
　(3) 対人関係機能
　(4) 衝動の制御
B：その持続的様式は柔軟性がなく、個人的および社会的状況の幅広い範囲に広がっている。
C：その持続的様式が、臨床的に著しい苦痛、または社会的、職業的、または他の重要な領域における機能の障害を引き起こしている。
D：その様式は安定し、長期間続いており、その始まりは少なくとも青年期または成人期早期にまでさかのぼることができる。
E：その持続的様式は、他の精神疾患の表れ、またはその結果ではうまく説明されない。
F：その持続的様式は、物質（例：乱用薬物、投薬）または一般身体疾患（例：頭部外傷）の直接的な生理学的作用によるものではない。

表12 境界性パーソナリティ障害の診断基準[1]

対人関係、自己像、感情の不安定および著しい衝動性の広範な様式で、成人期早期までに始まり、種々の状況で明らかになる。以下のうち5つ（またはそれ以上）によって示される。
(1) 現実に、または想像の中で見捨てられることを避けようとするなりふりかまわない努力
　注：基準5で取り上げられる自殺行為または自傷行為は含めないこと
(2) 理想化とこき下ろしとの両極端を揺れ動くことによって特徴づけられる、不安定で激しい対人関係様式
(3) 同一性障害：著明で持続的な不安定な自己像または自己感
(4) 自己を傷つける可能性のある衝動性で、少なくとも2つの領域にわたるもの（例：浪費、性行為、物質乱用、無謀な運転、むちゃ食い）
　注：基準5で取り上げられる自殺行為または自傷行為は含めないこと
(5) 自殺の行動、そぶり、脅し、または自傷行為の繰り返し
(6) 顕著な気分反応性による感情不安定性（例：通常は2～3時間持続し、2～3日以上持続することはまれな、エピソード的に起こる強い不快気分、いらだたしさ、または不安）
(7) 慢性的な空虚感
(8) 不適切で激しい怒り、または怒りの制御の困難（例：しばしばかんしゃくを起こす、いつも怒っている、取っ組み合いの喧嘩を繰り返す）
(9) 一過性のストレス関連性の妄想様観念または重篤な解離性症状

短期間の精神病性症状に対して、抗精神病薬を用い、合併した気分障害に対して抗うつ薬を用いる。

一方、反社会性パーソナリティ障害は、言葉通り他人の権利を無視し侵害するものであり、男性に多く認められ、刑務所での有病率は75％にのぼると言われている（表13）。虚偽、ずる休み、家出、盗み、喧嘩、不法行為などを行い、それらの行動に対してまったく反省の色がなく、良心を欠いているように見える。多くの患者は、身体化障害や多数の身体愁訴を伴い、痛みを訴える場合も多い。大うつ病性障害や物質関連障害の合併も多い。治療は精神療法が中心となり、確固たる行動の制限が必要となる。薬物療法は、特に合併した疾患による不安、怒り、抑うつに対して有効であるが、物質関連障害を伴っていることも多く、依存性にあるベンゾジアゼピンなどは特に注意して使用する必要がある。

表13　反社会性パーソナリティ障害の診断基準[1]

A：他人の権利を無視し侵害する広範な様式で、15歳以降起こっており、以下のうち3つ（またはそれ以上）によって示される。
  (1) 法にかなう行動という点で社会的規範に適合しないこと。これは逮捕の原因になる行為を繰り返し行うことで示される
  (2) 人をだます傾向。これは繰り返し嘘をつくこと、偽名を使うこと、または自分の利益や快楽のために人をだますことによって示される
  (3) 衝動性または将来の計画を立てられないこと
  (4) 易怒性および攻撃性。これは身体的な喧嘩または暴力を繰り返すことによって示される
  (5) 自分または他人の安全を考えない向こうみずさ
  (6) 一貫して無責任であること。これは仕事を安定して続けられない、または経済的な義務を果たさない、ということを繰り返すことによって示される
  (7) 良心の呵責の欠如。これは他人を傷つけたり、いじめたり、または他人のものを盗んだりしたことに無関心であったり、それを正当化したりすることによって示される

B：その人は少なくとも18歳である。
C：15歳以前に発症した行為障害の証拠がある。
D：反社会的な行為が起こるのは、統合失調症や躁病エピソードの経過中のみではない。

6. 広汎性発達障害（表14）

　広汎性発達障害の中核群である自閉性障害とアスペルガー障害は合わせて自閉症スペクトラム障害と呼ばれている。自閉症スペクトラム障害は、対人的な相互作用における質的な障害、コミュニケーションの質的な障害、限定された反復的で常同的な行動・興味・活動の3つの領域の症状からなる。自閉性障害は、3歳までにこれらの症状が明らかになるものであるが、アスペルガー障害は、コミュニケーションの質的な障害がその診断に必要とされず、言語の遅れが認められないものである。対人的な相互作用の障害により仲間関係を作ることに失敗し、その結果いじめられたり、こだわりの行動により社会的に不適応を起こしたりして、その結果、心理的ストレス負荷がかかり、身体表現性障害を合併し、痛みを訴えることがある。心理的なストレス負荷があることは明白であっても、それに対応するためには、広汎性発達障害の心性を理解する必要があるため、この診断抜きに治療することが困難な場合が多い。治療は、社会的に許容・支持される行動を促進し、非適応的な行動を減少させ、言語的・非言語的な疎通性を向上させることである。環境調整と行動療法的訓練が有効であり、中核的な症状に薬物は無効である。大うつ病性障害、気分変調性障害、身体表現性障害、解離性障害などを合併することが多く、その場合は、それぞれに対する治療を並行して行う。

7. 解離性障害（表15）

　解離性障害は、心的外傷に対する自己防衛として生じる解離が認められ、統合された唯一の自己という意識を持つ感覚が失われている。解離状態には、ストレスに満ちた出来事を忘れる解離性健忘、今までいた場所から立ち去り過去を思い出せない解離性遁走、多重人格性障害ともいわれる解離性同一性障害、体や心が引き離さ

表14　自閉性障害の診断基準[1]

A：(1)、(2)、(3) から合計6つ（またはそれ以上）、うち少なくとも (1) から2つ、(2) と (3) から1つずつの項目を含む。
　(1) 対人的相互反応における質的な障害で以下の少なくとも2つによって明らかになる。
　　　a) 目と目で見つめあう、顔の表情、体の姿勢、身振りなど、対人的相互反応を調節する多彩な非言語的行動の使用の著明な障害
　　　b) 発達の水準に相応した仲間関係を作ることの失敗
　　　c) 楽しみ、興味、達成感を他人と分かち合うことを自発的に求めることの欠如（例：興味のある物を見せる、持ってくる、指さすことの欠如）
　　　d) 対人的または情緒的相互性の欠如
　(2) 以下のうち少なくとも1つによって示されるコミュニケーションの質的な障害。
　　　a) 話し言葉の発達の遅れまたは完全な欠如（身振りや物まねのような代わりのコミュニケーションの仕方により補おうという努力を伴わない）
　　　b) 十分会話のある者では、他人と会話を開始し継続する能力の著明な障害
　　　c) 常同的で反復的な言語の使用または独特な言語
　　　d) 発達水準に相応した、変化に富んだ自発的なごっこ遊びや社会性をもった物まね遊びの欠如
　(3) 行動、興味、および活動の限定された反復的で常同的な様式で、以下の少なくとも1つによって明らかになる。
　　　a) 強度または対象において異常なほど、常同的で限定された型の1つまたはいくつかの興味だけに熱中すること
　　　b) 特定の機能的でない習慣や儀式にかたくなにこだわるのが明らかである
　　　c) 常同的で反復的な衒奇的運動（例：手や指をぱたぱたさせたりねじ曲げる、または複雑な全身の動き）
　　　d) 物体の一部に持続的に熱中する
B：3歳以前に始まる、以下の領域の少なくとも1つにおける機能の遅れまたは異常：(1) 対人的相互反応、(2) 対人的コミュニケーションに用いられる言語、または (3) 象徴的または想像的遊び
C：この障害はレット障害または小児期崩壊性障害ではうまく説明されない。

表15　解離性健忘（以前は心因性健忘）の診断基準[1]

A：優勢な障害は、重要な個人的情報で、通常外傷的ストレスの強い性質をもつものの想起が不可能になり、それがあまりにも広範囲にわたるため通常の物忘れでは説明できないような、1つまたはそれ以上のエピソードである。
B：この障害は解離性同一障害、解離性とん走、外傷後ストレス障害、急性ストレス障害、または身体化傷害の経過中にのみ起こるものではなく、物質（例：乱用薬物、投薬）または神経疾患または他の一般身体疾患（例：頭部外傷による健忘性障害）の直接的な生理学的作用によるものでもない。
C：その症状は、臨床的に著しい苦痛、または社会的、職業的、または他の重要な領域における機能の障害を引き起こしている。

れる感覚が持続する離人症性障害などがある。治療はそのストレスに満ちた外傷体験を患者の中に正しく位置づけることにより自己同一性を取り戻す精神療法を行う。

8. 統合失調症（表16）

　統合失調症は、主に思春期から青年期に発症する脳の病気であり、人口の約1％が罹患する頻度の高い精神障害である。その症状としては、陽性症状（実際には存在しない声が聴こえる幻聴や、事実とは異なることを確信する妄想）、陰性症状（活動性が低下し、毎日を無為に過ごす意欲低下や、自らの殻に閉じこもる自閉や感情的な反応が乏しくなる感情鈍麻）、そして認知機能障害（全般的な知能や記憶、実行

表16　統合失調症の診断基準[1]

A：特徴的症状
以下のうち2つ（またはそれ以上）、おのおのは、1ヵ月の期間（治療が成功した場合はより短い）ほとんどいつも存在。
(1) 妄想　(2) 幻覚　(3) まとまりのない会話
(4) ひどくまとまりのないまたは緊張病性の行動
(5) 陰性症状、すなわち感情の平板化、思考の貧困、または意欲の欠如

B：社会的または職業的機能の低下
障害の始まり以降の期間の大部分で、仕事、対人関係、自己管理などの面で1つ以上の機能が病前に獲得していた水準より著しく低下している。

C：期間
障害の持続的な徴候が少なくとも6ヵ月間存在する。この6ヵ月の期間には、基準Aを満たす各症状（すなわち、活動期の症状）は少なくとも1ヵ月（または、治療が成功した場合はより短い）存在しなければならないが、前駆期または残遺期の期間では、障害の徴候は陰性症状のみか、もしくは基準Aに挙げられた症状の2つまたはそれ以上が弱められた形で表されることがある。

D：失調感情障害と気分障害の除外
失調感情障害と「気分障害、精神病性の特徴を伴うもの」が以下の理由で除外されていること。
(1) 活動期の症状と同時に、大うつ病、躁病、または混合性のエピソードが発症していない
(2) 活動期の症状中に気分のエピソードが発症していた場合、その持続期間の合計は、活動期および残遺期の持続期間の合計に比べて短い

E：物質や一般身体疾患の除外
物質または一般身体疾患の直接的な生理学的作用によるものではない。

F：広汎性発達障害との関係
自閉性障害や他の広汎性発達障害の既往歴があれば、統合失調症の追加診断は、顕著な幻覚や妄想が少なくとも1ヵ月存在する場合にのみ与えられる。

機能などの障害）などが認められ、多くは慢性・再発性の経過をたどり、社会的機能の低下を生じる（表16）。統合失調症患者は、痛みを感じにくいことが一般的に知られているが、時に痛みを訴える場合があり、主に体感幻覚や身体に関する妄想によるものであることが多い。体感幻覚は、ただ「筋肉が痛い」と訴えるだけでなく、「筋肉が溶ける、崩れていく」など奇妙な訴えを伴う。統合失調症の症状による痛みの場合は、抗精神病薬による治療が効果的である。

9. 虚偽性障害、詐病（表17）

虚偽性障害は、患者は意図的に身体疾患あるいは精神疾患の徴候を引き起こし、現病歴または症状を事実と偽って伝える。このような行動の明らかな目的は、ただ一つ患者の役割を演じることである。たとえその行動が自分で制御できないとしても、計算され意図されたものであれば、自発的なものとみなされる。詐病との違いは、患者の役割を演じることであり、詐病のように「法的責任の回避」「経済的利得」などの外的な動機づけがあるという特徴を持っていない。患者は、病院を転々とし、手術を何度も受け、入院場所を探している。患者は、常に嘘、裏切り、敵意、軽蔑を引き起こし、医療スタッフの憤りや屈辱感を引き起こす。気分障害、パーソナリティ障害、物質関連障害をしばしば並存する。効果的で有効な治療法はなく、治療は治すことよりも管理することに焦点があてられる。医師が早期にこの障害を認識

表17　虚偽性障害[1)]

A：身体的または心理的な徴候または症状の意図的産出、またはねつ造。
B：その行動の動機は、病者の役割を演じることにある。
C：行動の外的動機（詐病の場合のように、経済的利益、法的責任の回避、または身体的健康の改善）が欠如している。

表18　詐病の特徴[1)]

以下のことが複数認められる場合は、詐病が強く疑われる。
1. 法医学的状況における受診（例：その人が、検査のために弁護士から臨床家に紹介される）
2. その人の主張するストレスまたは能力障害と客観的所見の間の著しい差異
3. 診断評価の際の協力欠如、処方された治療処置への遵守の欠如
4. 反社会性パーソナリティ障害の存在

することにより、患者は多くの苦痛や危険を伴う身体的治療や診断的処置を避けることができる。精神科医と身体疾患の担当医師が連携することにより、医原性の疾患を引き起こすことを避けることが重要である。

　詐病は、前述したように症状を作りだす外的要因（保険の支払いを受ける、生活保護を受ける、罪からの回避）となる動機づけにある点で虚偽性障害と区別される（表18）。詐病を疑った場合は十分に客観的な評価を行うべきである。医師が詐病と判断し怒りを感じると、直面化が起こり、医師-患者関係が崩壊し、よい介入が不可能となり、患者はより防衛的になり偽りの検証が困難となる。患者は治療よりも代償に関心がある。通常、症状が本物であるかのように集中的な治療を行うと患者は面目を失うことなく治療に反応し症状を捨てることができるとされる。しかし、身体的治療を行うことにより医原性の問題を引き起こす危険性があり、症状を捨てると目的が達せられない場合が多く（生活保護が打ち切られるなど）、事態は簡単ではない。最近は、詐病により生活保護を受ける方法や向精神薬を入手して転売する方法がインターネットで公開されており、特に注意を要する。

　虚偽性障害は、身体表現性障害と詐病の連続線上の中間にあり、いずれも目標は病人の役割を引き受けることとなる。一方の極は、身体表現性障害の無意識で意思によるものでないし、反対の極は、詐病であり意識的で意図的であり、病者を演じることはあくまでも目的を果たすための手段である。精神医学的に、無意識と意図的の区別が困難な場合が多くあること、病者の役割を演じることにより、もともと外的な目的があろうがなかろうが生活保護などの経済的利得を得るため、典型的な症例を除くと鑑別が困難な例が多い。特に痛みを訴える患者においては、初めは疼痛性障害であったものが、虚偽性障害に発展し、最後には詐病であるとしか見えないようになることがある。このように病態が進行すると精神医学的に有効な治療法がなく、それまでの身体的な治療による医原性の障害も併発していることが多く、

表19　適応障害[1]

A：はっきりと確認できるストレス因子に反応して、そのストレス因子の始まりから3ヵ月以内に情動面または行動面の症状が出現。
B：これらの症状や行動は臨床的に著しく、それは以下のどちらかによって裏づけられている。
　(1) そのストレス因子に暴露されたときに予測されるものをはるかに超えた苦痛
　(2) 社会的または職業的（学業上の）機能の著しい障害
C：ストレス関連性障害は他の特定のⅠ軸障害の基準を満たしていないし、すでに存在しているⅠ軸障害またはⅡ軸障害の単なる悪化でもない。
D：症状は、死別反応を示すものではない。
E：そのストレス因子（またはその結果）がひとたび終結すると、症状がその後さらに6ヵ月以上持続することはない。

治療は困難を極める。このような臨床的に悪性の経過をたどらないよう最初の段階で精神科医などの専門医が治療を開始することが予防的にも重要であると思われる。

10. 適応障害、不安障害（表19）

　適応障害は、心理社会的ストレス因子に対する短期間の不適応反応であり、ストレス因子が消失すれば速やかに回復する。またその症状の程度は、他の精神疾患の診断基準を満たさない。治療は精神療法が効果的であり、ほとんどの患者は3ヵ月以内に以前の機能まで回復する。

　不安障害における不安は、特定の環境刺激に対する条件付けされた反応として位置づけられる。不安障害には、パニック障害、特定の恐怖症、社会恐怖、強迫性障害、外傷後ストレス障害、急性ストレス障害、全般性不安障害などがある。例えば、パニック障害は表に示したパニック発作が予期せず繰り返し起こり、もっと発作が起こるのではないかという心配が持続し、発作の結果に対する心配や、発作による行動の変化が起こるものをいう。治療は認知行動療法や精神療法が有効であり、不安障害によって異なるが薬物療法はSSRIまたはベンゾジアゼピンが有効である。

おわりに

　痛みを訴える患者において、精神疾患が認められることが非常に多い。しかし、主訴が痛みである患者が、精神科以外の科を受診した時に、精神医学のトレーニングを受けていない医師が精神疾患の診断を適切に行うことは難しいと思われる。さらに、診断がわからないままに、症状のみを手掛かりにして抗うつ薬、抗不安薬、抗精神病薬などを投与することはその治療が無効となるだけでなく、医原性の問題を引き起こす場合もあり、危険を伴う。また、自殺念慮などが認められる場合には、精神科にて入院治療が必要とされる場合もある。このようなリスクの高い症例に対して専門的な判断を行うことは、専門外の医師には困難であると思われる。よって、

精神疾患があることを疑った場合は、できるだけ早い時点で精神科に一度コンサルトすることが最もよいことだと思われる。すなわち常に身体疾患と精神疾患の合併を念頭に置いて、身体疾患を専門にする医師と精神疾患を専門にする医師が協同して治療にあたることが必要であると思われる。

しかし、痛みを訴える患者は、痛みは体の問題であり精神疾患ではないと思いこんでおり、しかもその信念に基づいて今までに多数の医師にかかっていながらも治療に成功しておらず（その理由はさまざまあるが）、医療に対する強い不信感を持っていることが多い。このような患者に対して精神科受診をさせること自体に精神療法的なアプローチが必要であることも多く、精神科を専門としない医師には困難であると思われる。よって、痛みを診る医師はその専門性にかかわらず、患者を精神科受診させることができる程度の精神科的な技術を最低限身につけるべきと思われる。また、すでに精神科にかかっている患者も少なくない。精神科医はまず身体疾患を除外してから精神疾患を考えるというトレーニングを受けているため、合併という考え方を持つことが少なく精神科医は痛みの治療の専門家ではないことも合わせもって、精神科にて適切な治療を行うことが困難な場合もある。薬物療法が適応にならず、精神療法などの心理社会学的療法がその中心になる疾患も多くあり、精神科医の数自体があまり多くないうえに、これらの精神疾患を治療できる施設は少ないため、現時点において精神医療の痛み治療に対する貢献は決して多いものではない。しかし、精神医療を受けることにより症状が改善する患者は少なからず存在するため、今後、協同した診療体制を構築していくことが必要であると思われる。

（橋本亮太，安田由華，大井一高，福本素由己，山森英長，武田雅俊）

参考文献

1) American Psychiatric Association：Diagnostic and Statistical Manual of Mental Disorders, 4th ed., Text Revision, 2000〔高橋三郎，大野裕，染矢俊幸（訳）：DSM-Ⅳ-TR 精神疾患の分類と診断の手引．医学書院，東京，2002〕
2) 井上令一，四宮滋子（監訳）：カプラン臨床精神医学テキスト，第2版．メディカル・サイエンス・インターナショナル，東京，2004

第4章
運動器の痛みにおける薬物治療 ベストプラクティス

私のコツ

人工関節置換術後に残る痛みに
プレガバリン（リリカ®）、ノルトリプチリン（ノリトレン®）

池内 昌彦
高知大学医学部整形外科

【症例】
60歳代、女性

　左変形性膝関節症の診断で近医にて人工膝関節全置換術を受けた。術直後から手術部位の激痛があり、毎日眠れなかった。前医ではロキソプロフェン（ロキソニン®）180 mg 分3（毎食後）とゾピクロン（アモバン®）10 mg（眠前）の処方と、疼痛悪化時にペンタゾシン（ソセゴン®）の筋肉注射が行われていた。手術した膝の痛みのために術後歩行訓練を十分に行えず、術後6週目で当科紹介となった。

　当科初診時、膝の熱感、発赤は軽度で、血液学的な炎症所見を認めなかった。画像検査で異常所見なく、関節可動域は伸展－5度、屈曲100度で関節動揺性は認めなかった。皮膚切開は膝前面の正中縦切開であり、切開部分の遠位外側皮膚に感覚鈍麻の領域を認めた。痛みは、灼熱感を伴ったじりじりする痛みで、常時しびれ感も伴っていた。

　当院では、プレガバリン（リリカ®）150 mg 朝夕食後の内服を開始し、1週間後300 mgに増量した。この時点で、痛みはNRS7から4に低下した。さらに、ノルトリプチリン（ノリトレン®）10 mg 就寝時の内服を開始し、その後2週間で30 mgに増量し、痛みはさらにNRS2まで低下した。口渇の訴えがあるものの、不眠もなくなり歩行訓練などのリハビリテーションも意欲的にできるようになった。

【薬物の特徴と適応】
1）プレガバリン（リリカ®）
　GABA（γ-アミノ酪酸）誘導体である。末梢神経障害性疼痛に適応がある。神経系に分布する電位依存型カルシウムイオンチャネルの$\alpha_2\delta$サブユニットに結合することにより、カルシウムの流入を抑制し、グルタミン酸などの興奮性神経伝達物質

の遊離を抑制することで鎮痛作用を発揮する。

2）ノルトリプチリン（ノリトレン®）

　三環系抗うつ薬で、比較的鎮静作用が少ない。うつ病およびうつ状態に適応がある。鎮痛効果は抗うつ作用よりも少量でも比較的早くからみられる。セロトニンとノルアドレナリンの再取り込み阻害作用、NaチャネルやNMDA受容体の阻害作用により鎮痛作用を発揮するとされている。

　両薬ともに、海外の主要学会で神経障害性疼痛の第一選択薬として推奨されている。

【薬物の使い方のポイントと注意点】

　プレガバリン（リリカ®）300 mgで痛みに加えて、不眠、抑うつ状態が残るときにノルトリプチリン（ノリトレン®）の追加投与を検討する。ただし、傾眠やめまいなどの副作用が強い場合は、三環系抗うつ薬の併用は困難である。ノルトリプチリン（ノリトレン®）の追加投与にあたっては、抗コリン作用、特に口渇、便秘、眠気について十分に説明しておく。

【なぜこの症例に？】

　人工関節置換術後に神経障害性疼痛が発現することはまれではない。人工膝関節全置換術においては、多くの症例で伏在神経の分枝である膝蓋下枝を切断せざるをえず、痛みの発症機序の一つと考えられる。当科ではプレガバリンを第一選択薬にしているが、本症例のように、不眠やめまいなどの副作用が強くなく、かつ痛みに加えて抑うつ状態、不眠、意欲低下などを認める場合は、ノルトリプチリンを追加投与している。神経障害性疼痛に対する薬剤の併用療法は確立していないが、種々の神経障害性疼痛を対象とした臨床研究では、ガバペンチンとノルトリプチリン併用の有用性が報告されている。作用機序の異なる薬剤の併用治療は、効果や耐用性が増強し、相加的あるいは相乗的な効果が期待される。

私のコツ
脊髄・末梢神経損傷後の自発痛に対して
リドカイン静脈注射

尾形 直則

愛媛大学医学部附属病院脊椎センター

【症例1】
58歳、男性：脊髄損傷

　自転車走行中転倒、顔面を打撲（頚部伸展）した直後から、両手に強い自発痛と筋力低下が出現し当院紹介された。筋力低下は上肢がMMTで3程度であり、下肢には筋力低下はみられなかった。MRI検査ではT2強調像でC4/5レベルに高輝度変化を認め、同部での中心性脊髄損傷と診断した。両上肢の肘関節から末梢に強い自発痛があり、アロディニアもみられた。入院直後からステロイド大量療法と両上肢の自発痛に対しペンタゾシンの投与を行うも疼痛に対しては無効であり、リドカインの投与を行うこととした。静注用キシロカイン®を1.5mg/kgで静注したところ、自発痛の軽減がみられたので、オリベス®の持続投与を30mg/hrで開始した。自発痛は徐々に軽減し、受傷後2日目にオリベス®を15mg/hrに減量したが、疼痛の再増悪を認め、20mg/hrに増量した。症状は徐々に軽減し、受傷後7日目にオリベス®投与を中止し、以後メキシチール・トリプタノールの内服を行い、受傷後20日目には自発痛・知覚過敏は気にならない程度に改善した。

【症例2】
55歳、女性：末梢神経障害

　腰椎すべり症を伴う腰部脊柱管狭窄症に対してL3-4、L4-5のPLIFを施行した。術直後より術前には認めなかった右大腿側面から前面にかけての耐え難い自発痛が出現。運動麻痺・膀胱直腸障害はなく、伏臥位の手術における腸骨パッドの圧迫による右外側大腿皮神経損傷と診断した。術後には塩酸モルヒネの静脈内投与およびNSAIDの投与が行われていたが、右大腿の自発痛に対しては無効であり、リドカインの投与を行うこととした。静注用キシロカイン®を1.5mg/kgで静注したとこ

ろ、自発痛の軽減がみられたので、オリベス®を 30 mg/hr で持続投与を開始した。投与後直ちに症状は軽減し、2日目にはリドカインを中止した。術後1ヵ月の退院時には右大腿に軽度のしびれは残存しているものの、疼痛は消失していた。

【静脈注射用リドカイン オリベス®とは】

オリベス®は抗不整脈薬として使用されるナトリウムチャネルブロッカー（リドカイン）である。局所麻酔薬としても使用されるリドカインの静脈注射で、鎮痛効果の機序としては脊髄内での侵害受容に関与する多シナプス反射を抑制する、神経の過敏化を引き起こす神経障害後の異所性のナトリウムチャネルを遮断する、などが挙げられている。

【使用時のポイントと注意点】

われわれが行っている使用方法を説明する。まず静注用キシロカイン®2%（リドカイン塩酸塩として 100 mg/5 ml）を 1.5 mg/kg で静注し、効果を判定する。通常数分から1時間以内に効果は判定できる。効果なければ他の治療法を考慮し、効果があればオリベス®点滴用 1%（リドカイン塩酸塩として 2 g/200 ml）の投与を開始する。われわれは体重 60 kg の人に対して 30 mg/hr（不整脈の投与量の半量程度）で持続投与を開始している。疼痛の十分な軽減が得られれば量を漸減、あるいは終了する。効果が十分でなければ抗うつ剤やペンタゾシンなどの他剤を併用し治療を継続することもある。耐性の問題などもあり、原則としてオリベス®持続投与は1週以内としている。

【どのような症例に有効か？】

神経障害後の疼痛には NSAIDs をはじめとする通常の鎮痛薬は効果が弱い。われわれは神経障害後疼痛の急性期、特に自発痛が患者の大きな苦痛になっている場合にリドカインの静脈注射を用いている。リドカインは速効性があり、末梢神経レベル・脊髄レベル、いずれのレベルの神経損傷においても鎮痛作用が期待できる。急性期に使用することにより、いわゆる異常な疼痛ネットワークの形成される慢性疼痛への移行を予防できる可能性もある。投与に際してはリドカインの中毒症状（急速投与：血圧低下・徐脈・意識障害、持続投与：浮動性めまい、眠気、構語障害など）に注意する必要がある。

私のコツ

疼痛に伴う不眠治療のオプションに
ミルタザピン（リフレックス®、レメロン®）錠

住谷 昌彦

東京大学医学部附属病院麻酔科・痛みセンター

【症例】
40歳代、男性

　自宅での転倒により右足腓骨骨折を受傷。4週間のギプス固定を外した後から右足の強い疼痛とアロディニアを自覚し、右足部の浮腫、発赤、皮膚萎縮、足関節可動域制限が現れ CRPS type 1 と診断された。約2年間腰部交感神経節ブロックや腰部硬膜外ブロックを受けたが疼痛は依然として強く、ガバペンチン（ガバペン®）1800 mg 分3（朝食後 300 mg、夕食後 600 mg、就寝前 900 mg）、クロナゼパム（リボトリール®）0.5 mg（就寝前）を内服し疼痛は自制内に改善した。ガバペンチンを夕食後と就寝前に集中して内服することによってやや改善したものの入眠障害が残存していた。これまで複数のベンゾジアゼピン系入眠導入剤を用いたがいずれも入眠障害の改善には至らなかった。そこで、就寝前にミルタザピン（リフレックス®、レメロン®）15 mg の内服を開始した。入眠障害は著明に改善したが翌朝起床時には眠気が残存し午前中も注意散漫であったため、翌晩はミルタザピン（リフレックス®、レメロン®）15 mg の内服時期を就寝2時間前とした。その結果、起床時には若干の眠気があるものの午前中の就労にも悪影響はなく、入眠障害はほぼ寛解した。

【ミルタザピン（リフレックス®、レメロン®）とは？】

　ミルタザピンは四環系抗うつ薬に分類され、その作用機序からノルアドレナリン作動性・特異的セロトニン作動性抗うつ薬（NaSSA）と呼ばれる新規抗うつ薬である。本邦では、うつ病・うつ状態に対する適応症がある。SSRI（選択的セロトニン再取込み阻害薬）やSNRI（セロトニン・ノルアドレナリン再取込み阻害薬）とは異なる作用機序であり、プラセボ対照比較試験で示された高い抗うつ作用に加え、その効果が短時間で発現し持続的であることが特徴である。

【ミルタザピン（リフレックス®、レメロン®）の使用時のポイントと注意点は？】

　初期用量として1日15 mgを就寝前に服用する。鎮静作用が強いことが特徴であるため、本症例のように起床時に効果が残存するようであれば、就寝2〜3時間前に服用させる。ミルタザピン（リフレックス®、レメロン®）の初回内服時から他の睡眠導入剤やアルコール飲用は中止させ、ミルタザピン（リフレックス®、レメロン®）だけでは入眠困難な場合のみ内服を許可している。このような服薬調節により、睡眠障害の改善を得るとともに起床後のADLに支障をきたすことはほとんどない。また、夜間の中途覚醒時に排尿などで歩行する際には転倒に十分に注意するように指導している。睡眠障害の改善効果が不十分な場合には30 mgまで増量しているが、われわれはそれ以上の用量の使用経験はなく、抗うつ効果を期待する必要があれば精神科を紹介している。

　鎮静作用以外には、体重増加、食欲亢進があるため、服薬後の体重変化について定期的に問診を行い、適宜、食事指導や運動指導も行っている。

【なぜこの症例にミルタザピン？】

　この症例では疼痛はガバペンチン（ガバペン®）の内服により自制内まで改善していたが、痛みに伴う不眠の訴えが強かった。痛みは睡眠障害の原因となる一方、睡眠障害が痛みの増悪因子である。さらに、睡眠障害は意欲の低下や抑うつ、不安発作などの情動面の不安定性を惹起し、情動面の不安定性は痛みの訴えを修飾する。したがって、睡眠障害の治療を行うことが慢性疼痛治療に繋がるとわれわれは考えている。これまで強い睡眠障害に対する治療には四環系抗うつ薬である塩酸ミアンセリン（テトラミド®）30 mg（就寝前）を用いてきたが、吐き気やイライラ感、尿閉などの副作用が現れることがあった。ミルタザピン（リフレックス®、レメロン®）はこのような副作用を軽減するとともに、より強い鎮静効果があるので、疼痛に伴う睡眠障害の治療薬として適していると考えている。

私のコツ

治療抵抗性の慢性腰痛に対して
塩酸トラゾドン（デジレル®）

関口 美穂、紺野 愃一
福島県立医科大学医学部整形外科学講座

【症例】
53歳、男性

主訴：腰痛

　30歳代ころより、誘因なく腰痛が出現した。腰痛が強いときに医療機関を受診したことはあるが、画像検査で異常はなかった。1年前より腰痛が出現した後から、仕事中は常に腰痛があり、週末は腰痛の程度が軽減した。多くの医療機関を受診したが、画像検査で異常はなく、神経障害も認められなかった。消炎鎮痛薬を服用すると一時的な強い腰痛は軽減するが、腰痛が消失することはなかった。腰痛のために不眠が続き、忙しい時期に限って仕事を休むことが多くなった。「腰痛さえなければ仕事を休まずにすむであろう」と考え、本人が外科的治療を希望して、前医より当科に紹介された。

　神経学的検査と画像検査では異常所見なく、慢性非特異的腰痛と診断した。塩酸トラゾドン錠（デジレル®）1日50 mgの内服を開始した。腰痛は軽減したが、仕事に支障があり不眠は改善しなかった。このため、服薬開始2週目より、塩酸トラゾドン錠（デジレル®）1日150 mgに増量した。服薬開始4週目から、腰痛と不眠は軽減し、仕事に復帰した。

【薬物の特徴、適応症】

　塩酸トラゾドン錠（デジレル®）は、二環系抗うつ薬で、セロトニンの再取り込みを阻害する作用がある。本邦での適応症はうつ病とうつ状態である。抗うつ作用のほかに、抗不安と鎮静効果がある。副作用が少なく速効性がある。三環系と四環系の抗うつ薬に比較して、重篤な副作用の発現率が低い。

第4章　運動器の痛みにおける薬物治療 ベストプラクティス

【薬物の使い方のポイントと注意すべき点（副作用）】

　塩酸トラゾドン錠（デジレル®）は、疼痛管理のために投与する場合には、初回量は1日50 mgから開始する。服薬開始2週間目から、副作用の有無と腰痛の軽減効果から判断し、必要に応じて1日150 mgに増量する。注意すべき点は、副作用として、主に眠気、ふらつき、口渇、倦怠感、セロトニン症候群、不整脈、動悸や便秘がある。副作用が認められる場合には、服薬を中止または減量する。その際には離脱症状が起こる可能性があるので留意する必要がある。禁忌は、緑内障、心筋梗塞の回復期、心疾患、躁うつ病および統合失調症である。

　薬物療法は、QOLの低下を改善させる補助的手段と位置づけ、腰痛を完全に消失させることを治療のゴールにしない。症状が改善しない場合には、精神医学的問題の有無の評価を行う。「整形外科患者に対する精神医学的問題評価のための簡易質問票」（brief scale for psychiatric problems in orthopaedic patients：BS-POP）は、患者の精神医学的問題の有無をスクリーニングするのに有用である。この質問票は、医師に対する質問8項目（最低8点から最高24点）と患者に対する質問10項目（最低10点から最高30点）で構成されている。医師用で10点以上かつ患者用で15点以上の症例では、精神医学的問題を有する可能性が高いと考えられる。このような症例の場合には、神経精神科や心療内科に紹介し、精神医学的要素についての治療を依頼し、整形外科と平行して治療を進めることが望ましい。

【どのような目的で投薬したのか】

　抗うつ薬は、反応性うつ状態に対する抗うつ効果と、うつ状態の有無にかかわらず鎮痛効果を有している。本症例では、腰痛は、仕事への支障と睡眠障害の原因となっていた。仕事の忙しい時期に増悪することと、「この腰痛さえなければ」という強いこだわりがあった。塩酸トラゾドン錠（デジレル®）は、睡眠障害や強迫症状を改善する効果もある。この症例では、腰痛に伴う睡眠障害やこだわりがあることから、腰痛の慢性化に影響していたと考えられる。このような症例に対しては、塩酸トラゾドン錠（デジレル®）の投与により腰痛と慢性化の要因となる随伴症状が軽減すると期待できる。

私のコツ

画像所見に異常がなく、上肢痛、しびれ、冷感、ほてりなどの症状に対して

トフィソパム（グランダキシン®）

矢尻 洋一[*1]、木村 慎二[*2]

[*1]長岡中央綜合病院 整形外科
[*2]新潟大学医歯学総合病院 総合リハビリテーションセンター

【症例】

34歳、男性

　職業：事務職、コンピュータプログラマー

　主訴：右後頚部痛

　家族歴、既往歴：特記すべきことなし

　現病歴：2年前から時々手足のしびれ、目が回る、ふらつきなどの症状があり、近医総合病院脳神経外科、内科で精査を受け、異常なしと診断されるが、症状継続しさらに、両手のしびれ増強、近医で頚椎MRIにてC3/4の椎間板ヘルニアとの診断を受け、頚椎カラーを装着、NSAID、ビタミンB_{12}製剤を内服していた。症状の改善なく当科紹介初診。

　所見および経過：右後頭から頚部、肩にかけてのこりと痛みあり、左手尺側のしびれ、びりびり感あり、ジャクソンテスト陰性、筋力、反射に異常なし。単純X線写真、MRIでも明らかな異常所見なく、頚椎カラーの装着を中止し、メチコバール®、テルネリン®を処方。この間に脳神経外科、内科で精査したが特に異常所見なし。愁訴の改善なく仕事を休むほどの強い症状でないが、約1年間継続した。頚椎MRI検査などの再検査も行ったが異常なし。午後から夕方にかけて、右頚部から肩の凝りと痛み、腰がぬける、ふらふらした感じ、左手尺側のしびれ、その後、心臓がバクバクする感じ、目の奥が痛い感じがあるなどの訴えあり、ストレスなどが原因の自律神経失調症状を疑いトフィソパム（グランダキシン®）（50 mg）2T（朝、夜）を処方。処方後4週で痛みが消失、しびれも徐々になくなり、1年2ヵ月現在、手のしびれを時々感じるが、特に困ることはない状態である。内服も夜の1Tに減量となった。

【トフィソパム（グランダキシン®）とは？[1~3]】

　自律神経調節剤トフィソパム（グランダキシン®）は主として視床下部に作用して自律神経系の調節を行う。その効能・効果は、自律神経失調症、頭部・頸部損傷、更年期障害などによる頭痛、倦怠感、心悸亢進、発汗などの自律神経症状の改善である。自律神経失調症の運動器系症状の肩こり、四肢の痛み、しびれなどの改善、また抗ストレス作用も報告されている。トフィソパムはその構造にbenzodiazepine環を有するが、ベンゾジアゼピン系抗不安薬のジアゼパム（セルシン®）に比較し、睡眠増強作用や筋弛緩作用などがきわめて弱く、眠気、ふらつきなどの副作用は少ない。またベンゾジアゼピン系抗不安薬に認められる薬剤依存性の報告もない。ストレスの増加で自律神経症状を訴える患者やさらに頸肩腕痛、しびれ、冷感、ほてりなどの不定愁訴を訴える患者に対して重篤な副作用の報告がほとんどなく、依存性のない安全性の高い薬剤であると考える。本剤は1回1錠、1日3回投与であるが、まず就眠前1回投与し、副作用がないようなら2～3回まで投与できる。最低2～4週投与で効果を確認するようにしている。

【なぜこの症例にトフィソパム？】

　この症例のように頸部・肩痛、しびれ、冷感、頭重感などの不定愁訴様の頑固な訴えが強いわりに、MRIを含め画像検査でその原因が説明できない症例に対してはワクシニアウイルス接種家兎炎症皮膚抽出液（ノイロトロピン®）を第一選択薬として用いている。ノイロトロピン®は慢性ストレスによる痛覚過敏を抑制し、痛みの下行性抑制系（モノアミン神経）を介して作用する。併用禁忌、副作用が少なく広い適応を持つ薬剤である。また抗不安薬も処方されがちであるが、詳しい問診で何らかの頭痛、倦怠感、心悸亢進、発汗などの自律神経症状がみられる症例では、トフィソパムは選択薬の一つになりうる。

文献

1) 喜多村孝一, 河村弘庸, 神保 実, 他：EGYT-341（Tofisopam）の頭頸部損傷に対する臨床効果. 新薬と臨牀 1981；**30**：3-9
2) 大橋清和, 高橋宏昌：自律神経調整剤トフィソパム（グランダキシンシ®）の有用性について. 医学と薬学 2000；**44**：511-520
3) 筒井末春：自律神経調整薬トフィソパム（tofisopam, グランダキシン™）の基礎と臨床. Prog Med 2007；**27**：2375-2384

私のコツ

神経損傷による四肢、体幹の痙攣・痙性、痛み、しびれに
ダントリウム®、セルシン®、ギャバロン®、テグレトール®

矢尻 洋一[*1]、木村 慎二[*2]

[*1]長岡中央綜合病院 整形外科
[*2]新潟大学医歯学総合病院 総合リハビリテーションセンター

【症例1】
30歳代、男性

　交通事故にて頸椎脱臼骨折、完全四肢麻痺状態で受診。頸椎前方固定（C4/5）施行。リハビリテーションを行うもC4髄節レベル、Frankel Dの状態。受傷1～2ヵ月から上下肢の痙攣、痙性のための痛み、しびれがあり、特に両腋窩から胸が締めつけられて、圧迫されるような痛みを強く訴えた。筋弛緩薬投与を行う。症状の軽快を得るまでにジアゼパム（セルシン®）5 mg 1T（朝食後）、チザニジン（テルネリン®）1 mg 3T（分3毎食後）、バクロフェン（リオレサール®、ギャバロン®）5 mg 6T（分3毎食後）、ダントロレン（ダントリウム®）25 mg 2T（分2朝・夕食後）の投与が必要であった。現在は症状軽快し、外来通院している。本症例ではこれらの薬剤で耐性がみられ、症状のコントロールができなくなれば、カルバマゼピン（テグレトール®）の追加投与を考えている。

【症例2】
60歳代、男性

　階段から転落し右上肢痛あり、右C7神経根領域の痛み、しびれあり。手術（後方除圧）時に神経根の損傷が確認できた。右上肢痛、しびれに対してNSAID、メチコバール®、ノイロトロピン®と、不眠に対してレンドルミン®を処方するも、効果はほとんどなかった。特に夜間、就眠前安静時のビリビリ、ジンジンする焼け火鉢で刺されるような痛みが強かった。SSRI（選択的セロトニン再取り込み阻害薬）パロキセチン（パキシル®）20 mg処方し、症状わずかであるが軽快、さらにカルバマゼピン（テグレトール®）150 mg（夕食後）投与し、症状軽快し自制内となり外来通院している。

【ダントリウム®、セルシン®、ギャバロン®、テグレトール®とは】

　筋弛緩薬は中枢性筋弛緩薬（テルネリン®、ギャバロン®、リオレサール®など）、末梢性筋弛緩薬（ダントリウム®）に大別される。GABA-B受容体の作動薬であるバクロフェンは血液脳関門をきわめて通過しにくいため、近年、脊髄性の痙縮を治療することを目的に、くも膜下腔への投与が試みられている。

　カルバマゼピン（テグレトール®）はイミプラミンに類似した構造式を持つ抗てんかん薬および三叉神経痛の治療薬で、通常200～800 mg（1200 mg）/日まで用いられる。その薬理作用は末梢神経線維である三叉神経のNa^+とK^+に対する透過性を下げて興奮性を弱める。また興奮性シナプス伝達を抑制する。眠気、めまい、ふらつきなどの副作用が危惧されるため、特に高齢では夕方あるいは眠前から開始し最初は100 mg、200 mgから処方し、400 mgまで用い、効果がない場合はそれ以上の増量はしないようにしている。クロナゼパム（ランドセン®）、バルプロ酸ナトリウム（デパケン®）も同様な効果があると報告されている[1]。

　これらの薬剤は国際疼痛学会（IASP）の神経障害性疼痛治療ガイドライン[2]では第3選択薬に挙げられているが、現在国内で神経障害性疼痛の適応が承認されていないものもあるため、患者に投与する時は十分な説明と同意を得て用いるようにしている。国際疼痛学会（IASP）より神経障害性疼痛の第一選択薬として三環系抗うつ薬のアミトリプチリン（トリプタノール®）、さらにはガバペンチン（ガバペン®）、プレガバリン（リリカ®）、SNRIであるデュロキセチン（サインバルタ®）が推奨されている[2]。いずれにしても難治性の痛み、痙攣、しびれを完全に解消する薬剤はないことより、2割でも3割でも軽快すれば良しとする説明をしている。私見であるが、何種類かの薬剤を変更、併用している間に、わずかであるが自然軽快も期待できる。またこの期間に患者との良好な信頼関係が築かれると、心理的要因も関与しているので症状も改善してくる印象がある。

文献

1) 加藤信也，益田律子：神経障害性疼痛の治療　薬物療法　抗てんかん薬．ペインクリニック　2009；**30**：S212-S223
2) Finnerup NB, Otto M, MaOuay HJ, et al：Algorithm, for neuropathic pain treatment：An evidence based proposal. Pain 2005；**118**：289-305

私のコツ

MRIで腰椎椎間板ヘルニアを認める腰殿部痛治療のオプションに

サルポグレラート塩酸塩（アンプラーグ®）錠

川上　守

公立大学法人和歌山県立医科大学附属病院 紀北分院 整形外科、脊椎ケアセンター

【症例】

30歳代、男性

　10年前より腰痛を自覚していたが、重量物挙上にて疼痛増悪、近医でボルタレン®の処方を受け、軽快した。数週後、長時間の車運転後に腰痛が再燃し、左殿部痛を伴うようになった。前医を受診し、腰椎椎間板ヘルニアの診断のもと投薬（ボルタレン®、ノイロトロピン®、ミオナール®）、理学療法、硬膜外ブロックを受けるも改善せず、腰痛増悪から4ヵ月後に手術目的で当科に紹介された。腰椎前屈制限を認め、下肢伸展挙上テストが70度陽性であったが、神経脱落所見はなかった。腰椎単純X線像で疼痛性側弯が、MRIでL4-5レベルの正中から左側に椎間板膨隆がみられた。画像上、椎間板ヘルニアがみられ、殿部痛はあるが、愁訴は腰痛が主で下肢痛を伴わないことから、患者教育、運動療法、薬物療法を行った。薬物療法としてサルポグレラート塩酸塩（アンプラーグ®）100 mgを1日3回食後に処方した。約2週の服薬で腰痛が改善し、復職可能となった。初診から6ヵ月後の患者立脚型評価では腰痛VAS（visual analog scale）が15 mm（初診時65 mm）、日整会腰痛評価質問票の疼痛関連障害が100点（初診時14点）、腰椎機能障害83点（25点）、歩行機能障害92点（21点）、社会生活障害100点（21点）、心理的障害78点（47点）に改善していた。

【サルポグレラート塩酸塩（アンプラーグ®）とは？】

　サルポグレラート塩酸塩は血小板および血管平滑筋におけるセロトニン（5-HT）5-$HT_{2A/2C}$受容体に対する特異的な拮抗作用を示し、5-HTによる血小板凝集、血管収縮作用を抑制する。慢性動脈閉塞症に伴う潰瘍、疼痛および冷感などの虚血性諸症状の改善に有効である。5-HTは、炎症の初期において重要な役割を演じ、末梢

では発痛物質、血管作動性物質として作用し、中枢では痛みを制御する。5-HT は、一次性求心性神経線維の終末に存在する 5-HT 受容体を介して痛みを惹起すると考えられているが、サルポグレラート塩酸塩は一次性求心性神経線維終末の 5-HT$_{2A}$受容体への 5-HT の結合を阻害することで疼痛発現を抑制する。著者らは椎間板ヘルニア動物モデルにおいてサルポグレラート塩酸塩投与により髄核による神経因性疼痛が改善することを報告している[1]。

【サルポグレラート塩酸塩（アンプラーグ®）の使用時のポイントと注意点は？】

　腰椎椎間板ヘルニアに対しては適応外使用であり、患者の同意が必要である。非ステロイド性抗炎症薬を含む通常の薬物療法が無効な症例に、神経根ブロック、理学療法、運動療法などと併用して用いている。他の抗凝固薬と同様に出血性疾患を有する患者には禁忌であるが、副作用が少なく、安全に使用できる。2～3週間の投与で効果がない場合は中止している。

【なぜこの症例にサルポグレラート塩酸塩？】

　腰椎椎間板ヘルニアにおいては、髄核細胞が放出する 5-HT を含む化学発痛物質が神経根に作用し、根性疼痛を惹起すると報告されている。サルポグレラート塩酸塩が下肢痛を伴う腰椎椎間板ヘルニアに対して有効であることが示されている[2,3]。本症例では殿部痛がみられ、下肢伸展挙上テストが陽性で、画像上椎間板ヘルニアが認められたが、腰痛が主症状で典型的な下肢痛はみられなかった。下肢痛が認められれば神経根ブロックを行うところであるが、今回はサルポグレラート塩酸塩を使用し、有効な結果が得られた。サルポグレラート塩酸塩（アンプラーグ®）は、通常の薬物療法で効果が得られない腰椎椎間板ヘルニアに伴う腰下肢痛に対する副作用が少ない治療薬のひとつと考えている。

文献

1) Hashizume H, Kawakami M, Yoshida M, et al：Sarpogrelate hydrochloride, a 5-HT$_{2A}$ receptor antagonist, attenuates neurogenic pain induced by nucleus pulposus in rats. Spine 2007；**32**：315-320
2) Kanayama M, Hashimoto T, Shigenobu K, et al：Efficacy of serotonin receptor blocker for symptomatic lumbar disc herniation. Clin Orthop Relat Res 2003；**411**：159-165
3) Kanayama M, Hashimoto T, Shigenobu K, et al：New treatment of lumbar disc herniation involving 5-hydroxytryptamine$_{2A}$ receptor inhibitor：a randomized controlled trial. J Neurosurg Spine 2005；**2**：441-446

私のコツ
腰部脊柱管狭窄症術後のこむらがえりに
シロスタゾール（プレタール®）

松本 守雄
慶應義塾大学医学部整形外科

【症例】
70歳代、男性

　L4-5高位の腰部脊柱管狭窄症に対して、椎弓切除術が行われた。術前間欠跛行は100 mであったが、術後は消失した。術前より両ふくらはぎのこむらがえりを自覚していた。術後もこむらがえりが夜間就寝時に頻繁に生じ、睡眠が妨げられていた。マッサージや湿布薬の貼付を行っていたが改善はなかった。筋弛緩薬エペリゾン塩酸塩（ミオナール®）50 mg毎食後の服用も効果がなかった。そこで、シロスタゾール（プレタール®）50 mgの就寝前内服を開始した。1ヵ月後にはこむらがえりは完全には消失しなかったものの、改善がみられた。すなわち、1日数回生じていたこむらがえりが数日に1回に減少し、睡眠障害も改善した。こむらがえりによる日常生活の支障度も減少した。有害事象は特に認めなかった。

【シロスタゾール（プレタール®）とは】
　本剤は末梢血流改善薬であり、慢性動脈閉塞症に基づく潰瘍、疼痛および冷感などの虚血性諸症状の改善、脳梗塞（心原性脳塞栓症を除く）発症後の再発抑制に効果がある。ホスホジエステラーゼⅢ活性を選択的に阻害し、血小板および血管平滑筋細胞内のcAMPを上昇させ、血小板の凝集抑制や血管平滑筋の弛緩を得ることが本剤の作用機序とされる。本剤は慢性動脈閉塞症に基づく間欠跛行の改善にも有用とされる。

【シロスタゾール（プレタール®）の使用時のポイントと注意点は？】
　こむらがえりは大半が就寝時に生じることから、本剤を1日50 mg就寝前に服用する。

その効果は他の末梢血流改善薬と比較して長く、起床時まで持続すると考えられる。当科の検討では本剤はこむらがえりを訴える脊柱管狭窄患者の約70％で有効であり、こむらがえりの頻度が減少し、睡眠障害の改善が得られた。本剤に加えて、患者には入浴後の下腿ストレッチやマッサージにより腓腹筋部の血流改善を促す。
　主な副作用は血管拡張作用による頭痛、動悸、むかつき、軟便などである。重篤な副作用として、まれではあるが、造血障害、肝障害、急性腎不全、うっ血性心不全、狭心症などが報告されている。

【なぜこの症例にシロスタゾール？】
　こむらがえりは腰部脊柱管狭窄症患者術後の患者の約70％で認められ、睡眠障害の原因にもなることから看過できない問題である。手術によっても改善せず、むしろ術後悪化する症例もある。この症例でも腰部脊柱管狭窄症に対する手術が行われ、間欠跛行は改善したものの夜間のこむらがえりはかえって悪化し、睡眠障害に悩まされていた。マッサージや筋弛緩剤は有効とはいえなかった。こむらがえりの発症機序は明らかではないが、運動神経単位の易興奮性、筋肉内の電解質異常、加齢による運動神経単位の減少、下肢末梢循環不全などの説が提唱されている。そこで今回、下肢末梢循環改善を期待してシロスタゾール（プレタール®）を投与したところ、こむらがえりの軽快が得られた。この症例のように筋弛緩剤や芍薬甘草湯などの従来用いられてきた薬剤が無効の難治性のこむらがえりに対しては、本剤の投与を試みてみる価値があると考える。

私のコツ

変形を伴う関節痛に
桂枝芍薬知母湯（三和桂芍知母湯®）

三潴 忠道

飯塚病院東洋医学センター（漢方診療科）
（現：福島県立医科大学会津医療センター準備室 東洋医学）

【症例】
60歳代、女性

　3年半ほど前から左手の第4、5PIP関節を中心に腫脹と疼痛が出現した。その後、同様の症状が左第3指、次いで右の第2〜5指に出現した。CRP、MMP-3、抗CCP抗体、抗核抗体などの諸検査では異常を認めず診断不明であった。しかし症状が進行するため、近医で2カ月前ほど前からメソトレキセート（MTX）6 mg/週を開始されたが、好転しない。

　初診時、PIP関節を中心とした指の腫脹を左手優位に認め、疼痛を伴い、PIP関節の変形も軽度触知したが、発赤や熱感は認めなかった。よく尋ねてみると、患者はレーザークラフトの講師で、長年左手優位に指に力を入れる作業をしていた。そこで変形性関節症と診断し（その後の単純X線像など諸検査でも矛盾せず）、MTXは中止し、初診時に三和桂芍知母湯9.0 gと三和加工ブシ末1.5 gを分3で毎食前に白湯に混ぜて服用とした。4週間後には関節痛が軽減し3ヵ月後にはほぼ消失、指の浮腫も軽快して指が握れるようになった。その後も順調で、手作業は従来通り続けている。

【桂枝芍薬知母湯とは？】

　漢方の古典『金匱要略』に記載された内容を要約すると、四肢の諸関節が疼痛し、体が痩せ衰え、脚が腫れているような病態に適応する。三和桂芍知母湯の保険適応は神経痛と関節リウマチであり、関節リウマチに対する頻用方剤で臨床報告も多いが、変形性関節症にもしばしば有効である。漢方医学的に9種類の構成生薬を概説すると、桂枝と麻黄は関節疾患に広く適応し、知母は関節の熱を冷ましつつ防風とともに動きを滑らかにし、朮は組織内の浮腫を軽減し、芍薬甘草湯で有名な芍薬は

甘草とともに筋肉の異常緊張を緩める。以上から、関節の円滑な動きをもたらし炎症も軽減すると考えられる。また附子は最も鎮痛効果の強い漢方薬で、漢方医学的には冷えを温める。慢性疼痛では温めると症状が軽快することが多く、本例ではその効果を増すために、さらに附子末（三和加工ブシ末®）を追加した。

【桂枝芍薬知母湯（三和 桂芍知母湯®）の使用時のポイントと注意点は？】

関節の変形を伴う疼痛には、まず適応を考慮する。次に、漢方医学的な寒があること、すなわち冷え症状や、温めると症状が軽減し冷えると悪化することを確認する。また、典型例では皮膚にツヤの乏しい例が多いが、古典にあるように痩せ衰えているとは限らず、本例も身長165 cm、体重66.5 kgと肥満傾向で顔色も良かった。次に漢方医学的な所見では、仰臥位で手足を自然に伸ばした状態で、腹部の比較的深い位置にやや太めの腹直筋を触知すれば確実である。注意点としては、漢方製剤（顆粒などのエキス製剤）は白湯に溶き、空腹時に温かくして服用した方が有効である。本剤のように麻黄を含有すると、胃腸虚弱者には向かないことが多い。また附子はトリカブトの根であり、前述の寒が存在しないと中毒になりやすい。製剤の附子含有量は少なく比較的安全ではあるが、服用30分以降に、顔のほてり、動悸、口囲のしびれなどが出現したら服用を中止する。逆に寒が明らかであれば、附子を追加する。

【なぜこの症例に桂枝芍薬知母湯？】

一般の消炎鎮痛剤に比較して、漢方薬は副作用が少なく長期投与もしやすい。また、他の全身状態も同時に好転させることが多い。そこで本人の希望もあり、漢方薬を第一選択とした。漢方医学的には、関節の変形、暑がりで汗かきといいつつも大腿中心に冷えを自覚し、熱い風呂で温まると気持ちがよい、特徴的な腹直筋の緊張を腹壁の脂肪の下に認めた、胃腸も丈夫そう、などの点から、桂枝芍薬知母湯の適応だと考えた。種々の変形性関節症に対する、私の愛用処方である。

参考文献

1) 三潴忠道：変形性膝関節症. 使ってみよう！こんな時に漢方薬. シービーアール, 東京, 2008, pp122-125
2) 三潴忠道：神経痛・関節痛に対する漢方. はじめての漢方診療ノート. 医学書院, 東京, 2007, pp102-105

私のコツ

クーラー病（腰痛）に対して
五積散加附子

井上 隆弥

大阪大学大学院医学系研究科漢方医学寄附講座
（現：大阪大学大学院医学系研究科生体統御医学 麻酔・集中治療医学講座）

【症例】
65歳、男性

主訴：腰下肢の冷え、腰痛

　患者さんは長年、自営で印刷業をされている社長さんで、仕事柄の付き合いや接待でお酒もたくさん嗜み、食生活も偏っていました。そのせいか、会社の健康診断では50歳ころよりアルコール性の肝機能障害を指摘されるようになり、5年ほど前より慢性肝炎、糖尿病、慢性胃炎、高脂血症、高血圧症を患っています。他院にて肝機能障害と糖尿病、高脂血症、高血圧症に対する投薬治療を行い、肝機能と糖尿、コレステロール値については改善していますが、ここ数年、極度の腰下肢のしびれ感、冷えと腰痛に困り、複数の医療機関にて精査を行いましたが、筋骨格系にも下肢の血管にも大きな異常はないとのことで、痛みの原因は不明と言われてきたそうです。昨年8月、痛みの治療目的で当院ペインクリニック科に受診となりました。

　真夏にもかかわらず股引きと腹巻きが必要で、特にクーラーにあたると腰だけでなく胃まで痛くなり、吐きそうになるとのことでした。冬より夏が調子悪く、特にクーラーがだめ。腰椎MRIおよび下肢血管のMRA検査を行いましたが腰椎の変形および下肢の血管の狭窄などもなく、いわゆる慢性腰痛症と診断されました。神経ブロック療法の適応と考え、腰部硬膜外ブロックおよび腰部交感神経節ブロックを行いましたが、効果は一時的であり、当院を受診する前よりほぼすべての西洋医療を試されていたので、漢方薬による治療を勧めました。漢方医学的な所見はさておき、極端な冷えと胃腸機能障害から引き起こされた真夏のクーラー病と考え、五積散7.5g＋附子1.5g分3としました。約2週間後の受診では、胃の痛みがましになったとのことでした。そして1ヵ月で痛みや冷えの症状は半減し、さらに当帰四逆加呉茱萸生姜湯を追加したところ、約3ヵ月で主訴はほとんど気にならなくな

りました。両手足にも程よく温感も感じるようになり、仕事にも集中でき、夜もぐっすり眠れるようになったそうです。この方剤を服用してから風邪もひかなくなり、仕事もスムーズにこなせるということで、半年後の現在も断続的に服用されています。

【五積散とは】

　五積散の名の由来は、「気、血、痰、寒、食」の5つの病毒のうっ積を治すというもので、いわゆる「貧血気味で」「冷え性で」「ビールなどの冷たいお酒などでお腹をこわしやすい」「入浴などで暖まると調子がいいが、冷えると調子悪い」人によく使用される方意だとされており、現代病としては冷房病による腰痛や腹痛、感冒などによく使われています。その内容は16種の生薬により構成されており、「お腹と体表を温める作用」「浮腫を除いて鎮痛する作用」「鎮咳作用」「健胃作用」があり、特に水太りで腰が重いと訴える人には苓桂朮甘湯を加え、冷え性の人には当帰四逆加呉茱萸生姜湯を加えると良いと思います。また坐骨神経痛、筋肉痛の人には芍薬甘草附子湯、痛みが慢性化している人で、もし便秘症なら桃核承気湯を、そうでないなら桂枝茯苓丸を加えると著効するケースを何例か経験しています。そして最も大切な加減方は附子であると思います。特に、むくみ、冷え、痛みがある場合には附子は絶対必要であると思います。私は、冷えが中心なら炮附子を、痛みが中心なら修治附子、その両方ならその作用は半減しますが加工附子を加減しています。

【なぜこの症例に五積散？】

　西洋の医学には食事、生活の不摂生や冷えというものに関与した痛みの概念はありませんが、実際に生活をしていると「クーラーにあたっていると頭が痛くなる」「忘年会の時期になると腰の調子が悪い」といった経験をすることがあります。五積散はその処方構成から、冷えからくる痛み、胃腸機能障害、風邪症状に有効であるとされています。他に冷えと痛みに効く漢方としては、葛根湯や牛車腎気丸などがありますが、麻黄や地黄の量が多く、胃もたれや下痢を起こす可能性が高いと考えました。五積散は16種の生薬によって構成されており、そのため生薬1味1味の量が少なく、目立った副作用もないように思います。本方は冷え症より引き起こされる腰痛には特効薬であると考えています。

私のコツ
交通事故や労働災害の後に持続する慢性痛

笠井 裕一

三重大学大学院医学系研究科 脊椎外科・医用工学講座

　交通事故や労働災害の後に慢性痛が持続している患者では、器質的な疾患が存在せず、心理的・社会的な因子が強く関与していることが多く[1]、痛みだけでなく心理的ストレス（うつ症状）を緩和させるための薬物治療が必要になる（第3章-4を参照）。また、事故を契機として疼痛が強くなる転換型ヒステリー（賠償神経症）になっている患者もみられ、臨床心理士によるカウンセリングや心療内科的・精神科的な治療を要することもある。このように、薬物治療に限界が存在する患者は少なくないが、本稿では、筆者が実際に試みている薬物治療について述べる。

【薬物治療の実際】

　基本的に、受傷後6ヵ月以内に患者が症状固定になることを目指し、受傷からの経過や患者の症状を考慮しながら、処方内容を変えていく。すなわち、図1に示すように、受傷直後には鎮痛剤、睡眠導入剤を中心に処方し、受傷後2ヵ月頃から抗うつ薬を追加し、さらに受傷後3ヵ月頃からは、抗うつ薬に加えてカルバマゼピン、塩酸メキシチールなどを追加して処方する。

1）鎮痛剤
　NSAIDsが無効である患者も多いが、基本的に鎮痛効果が長い（血中半減期が比較的長い）セレコックス®やモービック®などのNSAIDsを用いるとよい。

2）睡眠導入剤
　夜間不眠がみられれば、催眠効果の作用時間の短い（血中半減期が短い）ハルシオン®やマイスリー®などの睡眠導入薬を処方する。

3）抗うつ薬
　抗うつ効果が低い第3世代のSSRI（パキシル®、ルボックス®）あるいは抗うつ効果が高い第4世代のSNRI（トレドミン®）を処方する。これらを患者に投薬する際

第4章　運動器の痛みにおける薬物治療 ベストプラクティス

受傷直後より

鎮痛剤（半減期の比較的長いもの）				
セレコキシブ	セレコックス®（100 mg）	2T	朝・夕	
メロキシカム	モービック®（10 mg）	1T	朝	
睡眠導入剤（作用時間が短いもの）				
トリアゾラム	ハルシオン®（0.25 mg）	1T	眠前	
ゾルピデム酒石酸塩	マイスリー®（5 mg）	1T	眠前	

受傷後2ヵ月以降

抗うつ薬（第3、4世代）				
パロキセチン	パキシル®（10 mg）	1-2T	夕	
フルボキサミン	ルボックス®（50 mg）	1-2T	夕	
ミルナシプラン塩酸塩	トレドミン®（25 mg）	1-2T	夕	

受傷後3ヵ月以降

抗けいれん剤（カルバマゼピン）	テグレトール®（200 mg）	2T	朝・夕	
メキシチレン塩酸塩	メキシチール®（100 mg）	3T	朝・昼・夕	
ワクシニアウイルス接種家兎炎症皮膚抽出液	ノイロトロピン®（4単位）	4T	朝・夕	
漢方薬	苓姜朮甘湯（2.5 g）	3包	朝・昼・夕	
	桂枝茯苓丸（2.5 g）	3包	朝・昼・夕	
NMDA受容体拮抗薬	メジコン®（15 mg）	20T	朝・昼・夕・眠前	

メジコン®は常用量の約3倍量を用いる

図1　私が実際に行っている処方内容

には、「ゆっくりと作用する鎮痛補助薬だ」と説明すると理解されやすい。そして、口渇、便秘、ふらつき、眠気などの副作用が出現する可能性があることを十分に説明しておく。また、SSRIやSNRIで副作用がみられたら、スルピリド（ドグマチール®）の処方を考慮する。

4）カルバマゼピンや塩酸メキシチールなど

受傷後3ヵ月頃には、抗痙攣剤のカルバマゼピン（テグレトール®）や塩酸メキシチールをはじめ、ノイロトロピン®、漢方薬、メジコン®（難治性疼痛の発症に関与するNMDAレセプターの拮抗薬として使用）を追加して処方する。その際に、複数の薬剤を一度に投与するのではなく、一剤ずつ試しながら処方する。

【薬物療法における注意点】

薬物療法では、患者の再診の際に、服用した薬剤の良かった点や悪かった点（副作用の出現）を聞いて、効果が不十分であったなら、違う系統の薬剤を選択して処方し、治療効果の高い薬剤を患者と一緒に探していくことが重要である[2]。このように、医師が患者と相談しつつ、さまざまな薬剤の効果に関して何度も繰り返して話し合うことにより、患者は自分が症状固定の状態であることを徐々に受け入れられるようになっていくと思われる。

【おわりに】
　交通事故や労働災害の後に慢性痛が持続している患者では、患者の社会的・経済的立場を十分に理解したうえで、職場における上司・同僚やソーシャルケースワーカーとの面談を行い、患者の取り巻く環境を改善していくことが大切である。そして、本稿で述べたような薬物療法を主要な一つの治療ツールとして、上手に生かすべきである。

文献

1) 笠井裕一，荒木健太郎，竹上謙次，他：慢性腰痛症患者の性格的特徴．骨・関節・靱帯 2003；**16**：829-834
2) 笠井裕一，内田淳正：慢性腰痛に対する薬物療法．MB Orthop 2007；**20**：39-44

第5章

臨床医のためのDI（drug information）

1. 痛み治療に使用できる薬剤一覧

非オピオイド鎮痛薬（表1）

1. 非ピリン系解熱鎮痛薬

アセトアミノフェンは抗炎症作用をもたない解熱鎮痛薬である。プロスタグランディンの合成を阻害しないため、胃腸障害や腎機能障害の発現の可能性がほとんどない。日本においては小児用の解熱薬として使用されていたため成人の鎮痛目的の用量としては少量で効果が期待できなかったが、近年がん性疼痛に対しても1日2,400〜4,000 mg が妥当な投与量とされている。しかし、6,000 mg を超える大量投与や、肝薬物代謝酵素である CYP3A4 を誘導する薬物（フェノバルビタール、フェニトイン、カルバマゼピン、プリミドン、リファンピシン、イソニアジドなど）との併用で肝障害の発現率が増加するので注意が必要である。作用機序が異なるため、次に記載する非ステロイド性消炎鎮痛薬との併用による効果増強も期待できる。

2. 非ステロイド性消炎鎮痛薬（COX-2 選択的阻害薬/NSAIDs）

シクロオキシゲナーゼ（COX）を阻害することにより抗炎症作用、解熱鎮痛作用を発現する。COX-1 と COX-2 の選択性により副作用の発現率や程度が異なる。内服薬、坐薬、注射薬など剤形が多彩である。経口投与の場合は空腹時の投与を避ける。経口投与に比し、坐薬の方が生物学的利用能が高いため、副作用の発現率や程度が高い。以下に各薬物の特徴を記載する。

セレコキシブは COX-2 を選択的に阻害することにより副作用である胃腸障害の発現が少ない。腎機能障害については安全であるとする意見もあるが、それを証明する臨床データは少ない。外国において、COX-2 選択的阻害薬などの投与により、心筋梗塞、脳卒中などの重篤で場合によっては致命的な心血管系血栓塞栓性事象のリスクを増大させる可能性があり、これらのリスクは使用期間とともに増大する可能性があると報告されている。

エトドラクは NSAIDs の中では最も COX-2 の選択性が高く、臨床的にも胃腸障害の発現率が低い。腎機能障害については少ないとする意見もあるが、それを証明する臨床データは少ない。日本における用法・用量は海外における用法・用量より少なく、1日 400 mg では効果が十分ではない場合がある。

ロキソプロフェンナトリウムは日本において合成された薬物で、1986年に発売され使用経験が豊富である。消化管からの吸収が速やかで効果発現時間が早いが効果持続時間は短いため、患者が効果を実感しやすい。しかし、連用により胃腸障害や

第5章　臨床医のためのDI（drug infomation）

表1　非オピオイド鎮痛薬の分類と用法

分類	成分名	商品名	用法・用量	Tmax	T1/2
非ピリン系解熱鎮痛薬	アセトアミノフェン	ピリナジン末、カロナール錠 200 mg、300 mg、原末、20％散、50％散、シロップ2％、坐剤 50 mg、100 mg、200 mg	1回 500 mg～1000 mg を1日3回～4回	30分	2.5～3時間
COX-2 選択的阻害薬	セレコキシブ	セレコックス錠 100 mg、200 mg	1回 100～200 mg を1日2回、朝・夕食後に経口投与	2時間	5～9時間
非ステロイド性消炎鎮痛薬	エトドラク	ハイペン錠 100 mg、200 mg	1回 200 mg を1日2回朝夕食後に経口投与	1.4時間	6時間
	ロキソプロフェンナトリウム	ロキソニン錠 60 mg、細粒10％	1回 60 mg を1日3回経口投与	30～50分	1時間15分
	フルルビプロフェンアキセチル	ロピオン静注 50 mg	1回 50 mg をできるだけゆっくり静脈内投与		5.8時間
	ジクロフェナクナトリウム	ボルタレン錠 25 mg	1回 25 mg を1日3回食後あるいは屯用で経口投与	2.7時間	1.2時間
		SRカプセル 37.5 mg	1回 37.5 mg を1日2回食後に経口投与	7時間	1.5時間
		坐剤 12.5 mg、25 mg、50 mg	1回 25～50 mg を1日1～2回直腸内投与	0.8～1時間	1.3時間

Tmax：最高血中濃度到達時間　　T1/2：血中濃度半減期

腎機能障害が発現する。食欲不振や胃部不快感、下肢の浮腫に注意が必要である。

フルルビプロフェンアキセチルは脂肪乳剤を含有しているため、ポリカーボネート製の三方活栓や延長チューブなどを使用した場合、コネクター部分にひび割れが発生し、血液および薬液漏れ、空気混入などの可能性がある。また、可塑剤としてDEHP〔di-(2-ethylhexyl) phthalate；フタル酸ジ-(2-エチルヘキシル)〕を含むポリ塩化ビニル製の輸液セットなどを使用した場合、DEHPが製剤中に溶出するので、DEHPを含まない輸液セットなどを使用することが望ましい。

ジクロフェナクナトリウムは錠剤、徐放性カプセル、坐薬と剤形があり用法・用量の選択肢が多い。錠剤はフィルムコート錠で1日3回の定期投与以外に、痛い時や発熱時の屯用として使用できる。SRカプセルは速溶性顆粒と徐放性顆粒を3：7の割合で混合した徐放性製剤で、長時間安定した解熱鎮痛効果が期待できる。しかし、速溶性顆粒と徐放性顆粒の2種類の顆粒が含まれているため、脱カプセルして分割すると混合比が不正確になり期待する効果が得られない可能性がある。坐薬は速やかに吸収され即効性が期待できるが、血中濃度の上昇に伴う胃腸障害や腎機能

障害などの副作用も多い。また急激な血中濃度上昇に伴うショックなどに注意が必要である。

抗うつ薬

　さまざまな種類の痛みに対する潜在的な効果があることから、抗うつ薬は非特異的、多目的の鎮痛薬に分類することが適当である。なかでも、神経障害性疼痛に対して有効である。オピオイドの効きにくい持続する灼熱痛やしびれ、アロディニアなどの異常感覚痛。患者の訴えとして「しびれて痛む」「焼けつくように痛む」「締めつけられるように痛む」などの持続する痛みに対して投与を検討する。神経障害性の痛みに対して効果発現率は50〜75％。効果発現までに数週間かかるものが半分以上とされる。鎮痛効果の最も強いエビデンスは3級アミンの三環系薬で多くの比較試験があり、最もよく研究されているのはアミトリプチリンである。現在、2級アミンの三環系薬は効果を裏づける豊富なデータはあまりないが、ノルトリプチリンは鎮痛効果が明らかになりつつある。セロトニン・ノルアドレナリン再取込み阻害薬（SNRI）は、近年、鎮痛作用を証明する多くの報告があり、海外ではさまざまな痛みに適応があることから、副作用の少ないSNRIの使用頻度が増加し、第一選択薬となりつつある。選択的セロトニン再取込み阻害薬（SSRI）の鎮痛効果は十分に証明されておらず、悪心・嘔吐など副作用が問題になることが多いため、適応は十分に検討する必要がある。

1) 分類：三環系抗うつ薬

　成分名：アミトリプチリン塩酸塩
　商品名：トリプタノール®錠10 mg、25 mg
　用法・用量：1回10 mg 就寝前から開始し、最大150 mg/日（2〜3回に分割投与）まで増量
　体内動態：最高血中濃度到達時間4時間、血中濃度半減期9〜25時間
　特徴：鎮痛効果は高いが、傾眠、口渇、排尿障害などの副作用も多い。効果、副作用の発現には個人差があるため少量（10 mg/日）から開始することが望ましい。
　注意：前立腺肥大などの排尿障害のある患者や、閉塞隅角緑内障のある患者、心筋梗塞の回復期の患者は投与禁忌である。投与開始時の傾眠について患者へ説明する。

2) 分類：三環系抗うつ薬

　成分名：ノルトリプチリン塩酸塩
　商品名：ノリトレン®錠10 mg、25 mg
　用法・用量：1回10 mg 就寝前から開始し、最大150 mg/日（2〜3回に分割投与）まで増量

体内動態：最高血中濃度到達時間 4.8 時間、血中濃度半減期 26.7 時間

特徴：アミトリプチリン塩酸塩の脱メチル化物のひとつであるノルトリプチリン塩酸塩は他の三環系抗うつ薬に比して作用発現が速やかであり、とくに抑制の強いうつ病患者に奏効するとされる。また、アミトリプチリン塩酸塩より傾眠や口渇などの副作用が少ないことが知られている。

注意：前立腺肥大などの排尿障害のある患者や閉塞隅角緑内障のある患者、心筋梗塞の回復期の患者は投与禁忌である。投与開始時の傾眠について患者へ説明する。

3) 分類：セロトニン・ノルアドレナリン再取込み阻害薬（SNRI）

成分名：デュロキセチン塩酸塩

商品名：サインバルタ®カプセル 20 mg、30 mg

用法・用量：1 日 1 回朝に 1 回 20 mg より開始し、最大 60 mg まで増量

体内動態：最高血中濃度到達時間 6.9〜7.8 時間、血中濃度半減期 10〜15 時間

特徴：現在欧州、米国など 99 ヵ国以上で、成人のうつ病および 87 ヵ国以上で糖尿病性神経障害性疼痛の治療薬として承認されており、腹圧性尿失禁治療薬としても 48 ヵ国以上で承認されている。デュロキセチンは、1 日 60 または 120 mg の用量で有痛性糖尿病性神経障害や線維筋痛症の一部の患者に有効なエビデンスがある。他の抗うつ薬に比較して眠気が少なく、朝 1 回の投与で効果が期待できる。

注意：高度の肝障害や腎障害のある患者やコントロール不良の緑内障のある患者は禁忌。

4) 分類：ノルアドレナリン作動性・特異的セロトニン作動性抗うつ薬（NaSSA）

成分名：ミルタザピン

商品名：リフレックス®錠、レメロン®錠

用法・用量：1 日 15 mg を初期用量とし、15〜30 mg を 1 日 1 回就寝前に経口投与

体内動態：最高血中濃度到達時間 1.1〜1.4 時間、血中濃度半減期 31〜32 時間

特徴：うつに対する効果は 1 週間と早く、肝薬物代謝酵素に対する影響が少ない。眠気の副作用が問題となるため就寝前 1 回の投与が望ましい。鎮痛効果については十分証明されているとはいえないため、適応については慎重に検討する。

注意：傾眠の副作用が問題となることがあるため投与開始時には患者への説明が必要。鎮痛効果の報告が十分ではない。

抗けいれん薬

神経障害性疼痛に対して有効。オピオイドの効きにくい電撃様疼痛。患者の訴えとしては「電気が走るように痛む」「刺すように痛む」「鋭く痛む」などの発作性の痛みに対して投与を検討する。

抗けいれん薬は作用機序が異なるため、1剤で鎮痛効果が不十分な場合は併用することができる。バルプロ酸ナトリウム以外は眠気の副作用が強いため、投与開始時には注意が必要である。鎮痛効果発現は三環系抗うつ薬より早い。

1) 分類：向精神作用性けいれん治療剤・躁状態治療剤

成分名：カルバマゼピン

商品名：テグレトール®錠100 mg、200 mg、細粒50％

用法・用量：1日1回100 mgから開始し、1日800 mg（2～3回に分割）まで増量

体内動態：最高血中濃度到達時間は4～24時間、単回投与の血中濃度半減期は36時間であるが、反復投与時は薬物代謝酵素の自己誘導が起こるため16～24時間となる。

特徴：1966年に発売され、使用経験は豊富である。三叉神経痛に保険適応がある。

作用機序：神経細胞膜のナトリウムチャネルを阻害することにより、神経の興奮を抑制する。

注意：血中濃度有効域が狭いため効果と副作用の観察が必要。皮膚の副作用は皮膚粘膜眼症候群、中毒性表皮壊死症、紅皮症など重篤なものから皮疹など発現率が高い。骨髄抑制の副作用があるため、化学療法中などは投与しないことが望ましい。薬物相互作用が多いため投与開始時や投与中止時には注意が必要である。

2) 分類：抗けいれん剤、躁病・躁状態治療剤

成分名：バルプロ酸ナトリウム

商品名：デパケン®錠100 mg、200 mg、R錠100 mg、200 mg、細粒20％、40％、シロップ5％

用法・用量：1回100～200 mgを1日2～3回経口投与

体内動態：
　空腹時：最高血中濃度到達時間0.9時間、血中濃度半減期9.5時間
　食後：最高血中濃度到達時間3.5時間、血中濃度半減期7.9時間

特徴：比較的眠気の副作用が少なく日中から投与開始することが可能。生物学的利用能はほぼ100％で、薬物相互作用も少ない。使用経験も多く高用量での認容性も認められている。

作用機序：脳内GABA濃度、ドパミン濃度の上昇とともに、セロトニン代謝が促進されることが認められていることから、神経伝達物質の作用を介した脳内の抑制系の賦活作用に基づくと推定されている。

注意：継続投与により血中アンモニア濃度の上昇が報告されているため、定期的な血中アンモニア濃度の測定が必要。

3) 分類：抗けいれん剤（ベンゾジアゼピン系）

成分名：クロナゼパム

商品名：リボトリール®・ランドセン®錠0.5 mg、1 mg、2 mg、細粒0.1％、0.5％

用法・用量：1日1回0.5～1 mgから開始し、1日6 mg（1～3回に分割）まで増量

体内動態：最高血中濃度到達時間 2 時間、血中濃度半減期 27 時間

特徴：ベンゾジアセピン系の抗けいれん薬で作用時間が長く、1 日 1 回の投与で鎮痛効果が期待できる。他の抗けいれん薬に比して錠剤が小さく服用が容易である。

作用機序：ベンゾジアゼピン系の薬剤で、GABA ニューロンの作用を特異的に増強する。

注意：傾眠の副作用が強いため、服用開始時には注意が必要。急性狭隅角緑内障の患者と重症筋無力症の患者は投与禁忌。

4）分類：抗けいれん剤

成分名：ガバペンチン

商品名：ガバペン®錠 200 mg、300 mg、400 mg

用法・用量：1 回 200 mg 就寝前から開始し、最大 2,400 mg（1 日 3〜4 回に分割）まで増量

体内動態：最高血中濃度到達時間 3 時間、血中濃度半減期 6〜7 時間

特徴：薬物相互作用がほとんどなく、代謝を受けずに尿中排泄されることから適応範囲が広い。鎮痛効果の発現も速やかで、鎮痛効果に対する報告も多く、海外では適応がある。

作用機序：電位依存性カルシウムチャネルの $\alpha_2\delta$ サブユニットに結合して前シナプスでカルシウムの流入を抑制し、興奮性神経伝達物質の遊離を抑制することが明らかとなっているが、鎮痛効果との関係は明確ではない。

注意：投与初期の傾眠と、腎機能低下時の血中濃度上昇に注意が必要。

5）分類：末梢性神経障害性疼痛治療剤

成分名：プレガバリン

商品名：リリカ®カプセル 25 mg、75 mg、150 mg

用法・用量：1 日 150 mg を 2 回に分けて経口投与。最大 1 日 600 mg（2 回に分割）まで増量。投与開始時に眠気が出現するため 1 回 25〜50 mg から開始することが望ましい

体内動態：最高血中濃度到達時間 1 時間、血中濃度半減期 6 時間

特徴：末梢性神経障害性疼痛治療剤として保険適応がある。薬物相互作用がほとんどなく、代謝を受けずに尿中排泄されることから適応範囲が広い。鎮痛効果の発現も速やかで、鎮痛効果に対する報告も多く、海外では適応がある。1 日 2 回の投与で 24 時間鎮痛効果が得られる。

作用機序：中枢神経系において電位依存性カルシウムチャネルの機能に対し補助的な役割をなす $\alpha_2\delta$ サブユニットと結合することによりカルシウム流入を抑制し、グルタミン酸などの神経伝達物質遊離を抑制することにより鎮痛作用を示すと考えられている。

注意：投与初期の傾眠と、腎機能低下時の血中濃度上昇に注意が必要。

表2 ナトリウムチャネル阻害薬の種類と用法

成分名	商品名	Tmax	T1/2	投与量
リドカイン	静注用キシロカイン2% 100 mg/5 mL		1.8～2.1時間	240 mg/日から開始し最大1600 mg/日
メキシレチン	メキシチールカプセル 50 mg、100 mg	3～4時間	10時間	1回50mg 1日3回から開始
	メキシチール点滴静注 125 mg		10～12時間	300～1200 mg/日
フレカイニド	タンボコール錠 50 mg、100 mg	2～3時間	11時間	1回50mg 1日2回から開始し最大200 mg/日
	タンボコール静注 50 mg		2.4～9.3時間	最大150 mg/日

Tmax：最高血中濃度到達時間　　T1/2：血中濃度半減期

ナトリウムチャネル阻害薬（表2）

　術後痛、中枢性疼痛、帯状疱疹後神経痛、有痛性糖尿病性神経障害に有効との報告がある。

　作用機序：末梢神経障害性疼痛では損傷した神経においてナトリウムチャネルの量や質が変化し正常でないナトリウムチャネルが発現し、神経が過敏になっているとされる。全身投与されたリドカインは、正常な神経遮断せずにこれらのナトリウムチャネルのみを遮断し、神経の過敏反応を抑制するとされる。

非オピオイド・非シクロオキシゲナーゼ阻害薬

分類：下行性疼痛抑制系賦活型疼痛治療剤
　成分名：ワクシニアウイルス接種家兎炎症皮膚抽出液
　商品名：ノイロトロピン®錠4単位，ノイロトロピン®注射液3.6単位
　作用機序：中枢性鎮痛機構であるモノアミン作動性下行性疼痛抑制系の活性化作用、侵害刺激局所における起炎物質であるブラジキニンの遊離抑制作用、末梢循環改善作用などにより鎮痛効果を発現すると考えられている。

筋弛緩薬

　筋緊張状態の改善や痙性麻痺に対して使用される。

1) 分類：筋緊張緩和剤
　成分名：チザニジン塩酸塩
　商品名：テルネリン®錠 1 mg、顆粒 0.2%
　用法・用量：1回 1 mg 1 日 3 回経口投与　最大 1 日 9 mg
　特徴：過量投与で悪心、嘔吐、血圧低下、徐脈、QT 延長、めまい、縮瞳、呼吸窮迫、不穏、傾眠、昏睡などが起こることが知られているが、通常用量で発現することはまれである。
　作用機序：チザニジンは中枢性のアドレナリン α_2 作動効果を有し、脊髄および脊髄上位中枢に作用して、固縮緩解作用、脊髄反射抑制作用等の筋緊張緩和作用により効果を発現するとされる。

2) 分類：抗痙縮剤
　成分名：バクロフェン
　商品名：リオレサール®錠 5 mg、10 mg、ギャバロン®錠 5 mg、10 mg
　用法・用量：1回 5 mg 1 日 1〜3 回から開始。最大 1 日 30 mg まで
　特徴：吃逆に対しても有効性が認められる。
　作用機序：神経筋接合部ならびに筋紡錘に影響を及ぼさない用量で脊髄の単シナプスおよび多シナプス両反射に対し選択的な抑制作用を示し、固縮に対し用量依存性の抑制作用が認められている。

オピオイド系鎮痛薬（表3）

　オピオイド系鎮痛薬はオピオイド受容体に作用し鎮痛効果を発現する。日本では強オピオイドとしてモルヒネ、オキシコドン、フェンタニルが、弱オピオドとしてコデインやトラマドールがある。また、オピオイド部分作動薬としてペンタゾシンとブプレノルフィンがある。オピオイド製剤のほとんどは、がんにしか適応がないため注意が必要である。

制吐薬（表4）

　悪心・嘔吐については使用薬物や投与方法、また個人差などさまざまな要因がある。嘔吐反射は、延髄の網様体にある嘔吐中枢（VC）において発現する。薬剤性の悪心・嘔吐の分類は、① 化学受容器引金帯（CTZ）が直接刺激される急性のもの、② 大脳皮質を介する精神刺激による予測性のもの、③ 抗癌剤などの投与終了後に起こる遅延性のもの、④ その他、に分類される。
　化学療法中の制吐薬はセロトニン（5HT)$_3$ 受容体拮抗薬とステロイドが中心であ

表3 オピオイド系鎮痛薬の分類・体内動態と用法

モルヒネ硫酸塩

商品名	投与間隔	Tmax	T1/2	保険適応
MSコンチン錠 10 mg、30 mg、60 mg	12時間	2.7時間	2.6時間	がんのみ
MSツワイスロンカプセル 10 mg、30 mg、60 mg	12時間	1.9時間	ND	がんのみ
カディアンカプセル 20 mg、30 mg、60 mg カディアンスティック粒 30 mg、60 mg、120 mg	24時間	7.3時間	9時間	がんのみ
ピーガード錠 20 mg、30 mg、60 mg、120 mg	24時間	4時間	27.5時間	がんのみ
モルペス細粒 2％、6％	12時間	2.4～2.8時間	7.0～8.7時間	がんのみ

モルヒネ塩酸塩

商品名	投与間隔	Tmax	T1/2	保険適応
モルヒネ塩酸塩原末錠 10 mg	4時間	15～60分	1.5～4.5時間	疼痛時における鎮痛
モルヒネ塩酸塩注 アンペック注 10 mg/1 mL、50 mg/5 mL、 200 mg/5 mL	持続静注 持続皮下注		2時間（静注）	激しい疼痛時における鎮痛・鎮静
オプソ内服液 5 mg/2.5 mL、10 mg/5 mL	4時間	15～60分	1.5～4.5時間	がんのみ
アンペック坐薬 10 mg、20 mg、30 mg	6～12時間	1.3～1.5時間	4.2～6.0時間	がんのみ
パシーフカプセル 30 mg、60 mg、120 mg	24時間	速放部 0.7～0.9時間 徐放部 8.4～9.8時間	11.3～13.5時間	がんのみ

オキシコドン

商品名	投与間隔	Tmax	T1/2	保険適応
オキシコンチン錠 5 mg、10 mg、20 mg、40 mg	12時間	2.5時間	5.7時間	がんのみ
オキノーム散 2.5 mg/0.5 g、5 mg/1 g、 10 mg/2 g	6時間	1～1.5時間	3.5～4.5時間	がんのみ
パビナール注 8 mg/1 mL （ヒドロコルタニン2 mg配合）			4.1時間	激しい疼痛時における鎮痛・鎮静

第5章 臨床医のためのDI（drug infomation）

表3 つづき

フェンタニル

商品名	投与間隔	Tmax	T1/2	保険適応
デュロテップMTパッチ 2.1 mg、4.2 mg、8.4 mg、 12.6 mg、16.8 mg	72時間	30～37時間	21～23時間	中等度から高度の慢性疼痛における鎮痛
フェントステープ 1 mg、2 mg、4 mg、6 mg、8 mg	24時間	20時間	27～38時間	がんのみ
フェンタニル注 0.1 mg/2 mL、0.25 mg/5 mL、 0.5 mg/10 mL	持続静注 持続皮下注		3.7時間（静注）	激しい疼痛に対する鎮痛

その他のオピオイド製剤

（成分名）商品名	投与間隔	Tmax	T1/2	保険適応
コデインリン酸塩散：原末 1％、10％	4～6時間	1～2時間	2.5～3.5時間	疼痛時における鎮痛
（トラマドール） トラマールカプセル 25 mg、50 mg	4～5時間	2時間	6時間	がんのみ
トラマール注 100 mg/2 mL			ND	術後における鎮痛
（ブプレノルフィン） レペタン坐剤 0.2 mg、0.4 mg	8～12時間	1～2時間		術後における鎮痛
レペタン注 0.2 mg/1 mL、0.3 mg/1.5 mL			2～3時間	術後および心筋梗塞症に対する鎮痛
（ペンタゾシン） ソセゴン錠 25 mg	3～5時間	2時間	1.6～3.2時間	がんのみ
ペンタジン注 15 mg/1 mL、30 mg/1 L			44分	術後、心筋梗塞、胃・十二指腸潰瘍、腎・尿路結石、閉塞性動脈炎、胃・尿管・膀胱検査器具使用時の鎮痛

Tmax：最高血中濃度到達時間　　T1/2：血中濃度半減期

るが、ステロイドの使用は骨髄抑制の程度によっては感染の危険性を増大させることになるので注意が必要。

　オピオイド投与中の場合はドパミン受容体拮抗剤（ブチロフェノン系抗精神薬、フェノチアジン系抗精神病薬、非定型抗精神病薬、消化管運動賦活薬など）や抗ヒスタミン薬が中心となる。ドパミン受容体拮抗薬と抗ヒスタミン薬はどちらかの効果が不十分な場合は併用する。$5HT_3$受容体拮抗薬は便秘の副作用があるため、オピオイドによる悪心・嘔吐に対して第1選択にはならない。

　また制吐薬は複数の剤形があるので最適な投与経路を選択する。

表4　制吐薬の分類と用法

分類	商品名・（成分名）/剤形規格	投与量（成人量）	作用機序	禁忌	主な副作用	備考
5HT₃受容体拮抗薬	カイトリル（塩酸グラニセトロン）錠1mg、注3mg	内服：1日1回2mg 注：1回40μg/kg 静・点静注	胃腸管内（求心性の腹部迷走神経上）とCTZの5HT₃受容体	過敏症既往	発疹、頭痛、発熱、全身倦怠感	半減期は約5時間で腎排泄
	セロトーン（塩酸アザセトロン）錠10mg 注10mg	内服：1日1回10mg（最大15mg） 注：1回10mg（最大20mg）			頭痛、頭重、発熱	
	ゾフラン（塩酸オンダンセトロン）口腔内速溶錠4mg シロップ0.05% 注2mg・4mg	内服：1日1回4mg 注：1回4mg 1日1回静注 効果不十分時は同用量追加投与			頭痛、頭重、下痢、腹部膨満感、便秘、下血、発熱、顔面潮紅	
	ナゼア（塩酸ラモセトロン）OD口腔内崩壊錠0.1mg 注0.3mg	内服：1日1回0.1mg（5日間以内） 注：1日1回0.3mg静注（最大1日0.6mg）			頭痛、頭重、発熱、倦怠感	
	ナボバンカプセル（塩酸トロピセトロン）カプセル5mg	内服：1日1回5mg			頭痛、発熱	
	アロキシ（パロノセトロン）注0.75mg	0.75mg 1日1回30秒以上かけて静注 1週間間隔で投与			便秘、頭痛、血管痛	半減期は約40時間で腎排泄
フェノチアジン系抗精神病薬	ノバミン（プロクロルペラジン）錠5mg 注5mg	内服：1日5〜20mgを分服 注：1日1回5mg筋注	抗ドパミン作用	昏睡状態、虚脱状態、中枢神経抑制剤の強い影響下、エピネフリン・テルフェナジン・アステミゾール投与中	循環器異常、消化器異常、錐体外路障害、精神神経症状、縮瞳、眼圧亢進、色素沈着、口渇、倦怠感、発熱、尿閉、頻尿	胃腸炎や薬剤中毒による悪心・嘔吐に有効
非定型抗精神病薬	リスパダール（リスペリドン）錠1mg・2mg・3mg OD錠0.5mg、1mg、2mg 液1mg/mL 細粒1%	内服：1日1回1mg 寝る前	抗ドパミン作用・抗セロトニン作用	昏睡状態、中枢神経抑制剤の強い影響下、アドレナリン投与中	傾眠、倦怠感、アカシジア	抗がん剤やオピオイドによる悪心・嘔吐に有効

第 5 章　臨床医のための DI（drug infomation）

表4　つづき

分類	商品名・(成分名)/剤形規格	投与量（成人量）	作用機序	禁忌	主な副作用	備考
消化管運動賦活薬	ガスモチン（クエン酸モサプリド）錠5 mg 散1%	1回5 mgを1日3回毎食前または食後	5HT₄刺激		下痢、軟便、口渇、腹痛、心悸亢進、倦怠感	胃排出能低下や、胃平滑筋の緊張低下改善により制吐作用発現
	ガナトン（塩酸イトプリド）錠50 mg	1回50 mgを1日3回毎食前	CTZのドパミンD2受容体を遮断		プロラクチン上昇、下痢、便秘、唾液増加、頭痛、イライラ感	胃内容物排出促進作用により制吐作用発現
ドパミン拮抗薬	ナウゼリン（ドンペリドン）ドライシロップ1%、錠10 mg 坐薬10 mg、60 mg	内服：1回10 mgを1日3回毎食前 坐薬：1回60 mg 1日2回直腸内投与	上部消化管・CTZで抗ドパミン作用	消化管出血、機械的イレウス、消化管穿孔、プロラクチン分泌性下垂体腫瘍、妊婦	錐体外路障害、下痢、便秘、胸やけ、嘔吐、乳汁分泌、女性化乳房	BBBを通過しにくい。腎機能低下時は減量。3歳以下は7日以上の連用回避
	プリンペラン（メトクロプラミド）錠5 mg シロップ0.1% 細粒2% 注10 mg	内服：1回5 mgを1日2〜3回食前 注：1回10 mg 1日1〜2回筋・静注	CTZの活動閾値低下	褐色細胞腫疑い、消化管出血・穿孔または器質的閉塞、過敏症既往	錐体外路障害、内分泌異常（プロラクチン上昇）、不眠、眠気、めまい	腎機能低下時は減量
	ドグマチール（スルピリド）錠50 mg	1回50 mgを1日2〜3回内服	抗ドパミン作用	褐色細胞腫疑い、過敏症既往、プロラクチン分泌性下垂体腫瘍	錐体外路障害、プロラクチン上昇、不眠、眠気、めまい、ふらつき、口渇、胸やけ	腎機能低下時は減量
抗ヒスタミン薬	トラベルミン（ジフェンヒドラミン・ジプロフィリン配合錠）	1回1錠を1日2〜3回内服	抗ヒスタミン作用	緑内障、前立腺肥大症	眠気、口渇、頭痛	体動時の悪心・嘔吐に有効
	ヒベルナ（プロメタジン）注25 mg	1回12.5 mg〜25 mgを1日2回点滴静注	抗ヒスタミン作用	緑内障、前立腺肥大症	眠気、口渇、頭痛	体動時の悪心・嘔吐に有効
ステロイド	デカドロン（デキサメタゾン）錠0.5 mg エリキシル0.01% 注4 mg・8 mg	内服：1回0.5〜2 mgを1日1回内服 注：2〜8 mg 3〜6時間ごと静注	不明	過敏症既往	省略	他の制吐剤と併用する。遅延性嘔吐に有効。感染の可能性がある場合は投与しない
漢方	五苓散 2.5 g/包	1回1包を1日3回食前または食間	不明	なし	発疹、発赤、掻痒感	尿量調節、消化管運動亢進

CTZ：chemoreceptor trigger zone　　BBB：blood brain barrier

表5 緩下剤の分類と用法

分類	成分名	商品名	用法・用量
塩類下剤	酸化マグネシウム	酸化マグネシウム末　0.33 g、0.5 g、1 g	1日2g
		マグラックス錠　250 mg、330 mg	
大腸刺激性下剤	センノサイドA・B	プルゼニド錠　12 mg	1日4錠まで
	センノサイドA	ヨーデルS錠　80 mg	1日2〜6錠
	センナ葉・実	アローゼン顆粒　0.5 g/包	1回0.5〜1 gを1日1〜2回
	センナ末	センナ末	1回0.375〜0.75 g
	ダイオウ	ダイオウ末	1回0.75〜1.5 g
	ピコスルファートNa	ラキソベロン液　15滴/1 mL	1回10〜15滴
自律神経刺激薬	臭化ジスチグミン	ウブレチド錠　5 mg	1日1回5 mg
	パンテチン	パントシン散　200 mg/包	1日300〜600 mg
漢方薬	大建中湯	ツムラ大建中湯　2.5 g/包	1回5 gを1日3回
坐薬	炭酸水素Na・無水リン酸二水素Na	新レシカルボン坐薬　2.6 g	1回1〜2個
	ビサコジル	テレミンソフト坐薬　1号（小児用）2 mg　3号（成人用）10 mg	成人：1回10 mg 1日1〜2回 小児：1回5 mg 乳幼児：1回2 mg 1日1〜2回
浣腸	グリセリン	ケンエーG浣腸　30 mL、60 mL グリセリン浣腸液　110 mL	1回30〜60 mL

緩下剤（表5）

　緩下剤を投与する場合、相互作用および腎機能に注意し、問題がなければ酸化マグネシウムを投与する。効果不十分な場合は、酸化マグネシウムの増量もしくは、**表5**の薬物を追加投与する。

睡眠導入薬（表6）

　ベンゾジアセピン系の睡眠導入薬や抗不安薬の使用は慢性疼痛の薬物治療でも重要である。しかし、短時間作用型で作用の強い薬物による常用量依存が問題となっている。患者が不眠を訴えた場合は、短時間作用型のゾルピデム（マイスリー®錠）やゾピクロン（アモバン®錠）といった比較的筋弛緩作用の少ない薬物から開始する。

第5章 臨床医のためのDI (drug infomation)

表6 睡眠導入薬の体内動態

成分名	商品名	Tmax	T1/2	作用発現時間	作用持続時間
ゾルピデム	マイスリー錠 5 mg、10 mg	0.8±0.3 時間	2.06±1.18 時間	約15分	約6〜8時間
ゾピクロン	アモバン錠 7.5 mg	1.17 時間	3.66 時間	30分	3〜4時間
トリアゾラム	ハルシオン錠 0.125、0.25 mg	1.2 時間	2.9 時間	約10〜15分	約7時間
ブロチゾラム	レンドルミンD錠 0.25 mg	1〜1.5 時間	約7時間	15〜30分	7〜8時間
リルマザホン	リスミー錠 1 mg	3.0 時間	10.5±2.6 時間	約15〜30分	約6〜8時間
フルニトラゼパム	サイレース錠 ロヒプノール錠 1 mg、2 mg	1.3±0.3 時間	6.8±0.6 時間	30分	6〜8時間
ニトラゼパム	ベンザリン錠 5 mg	1.6±1.2 時間	27.1±6.1 時間	15〜30分	6〜8時間
エスタゾラム	ユーロジン錠 2 mg	4.9±2.3 時間	24±5 時間	28±12分	4.8±1.7 時間

作用持続時間は自然覚醒までの時間をそれぞれのインタビューフォームを参考に記載したが、ユーロジンは外的刺激を与えての試験であったため、他剤より作用持続時間が短くなっている。
Tmax：最高血中濃度到達時間　　T1/2：血中濃度半減期

トリアゾラム（ハルシオン®錠）は作用が強いことと代謝物にも活性があることが知られており、反跳性不眠の副作用があるため精神科医と相談のうえ使用を検討する。また、エチゾラム（デパス®錠）も常用量依存があるため使用にあたってはトリアゾラム（ハルシオン®錠）同様、精神科医と相談のうえ使用を検討する。

関節リウマチ（RA）治療における抗リウマチ薬（DMARDs）(表7)

DMARDsは炎症自体を抑える作用はないがRAの免疫異常を修飾することによって、RAの活動性をコントロールする薬剤であるが、その作用機序にはなお不明な点が多い。

従来はNSAIDsの効果が十分でない場合にのみDMARDsを段階的に積み重ねていくというピラミッド方式が主流であったが、近年DMARDsにはRAを寛解に導く効果があり、また関節破壊の進行を防止、あるいは抑制する作用が明らかにされた。特に骨びらんが出現する以前、またRA罹患期間が短いほどDMARDsの効果が高いことが示されており、早期からの導入（RAの診断より3ヵ月以内）が勧められる。現在では事実上すべてのRA患者がDMARDs療法の適応とみなされる。

汎用のDMARDsについて、発現頻度の高い副作用や禁忌などを表7に示す。

DMARDsを投与中の発疹は薬剤性のものとは確定できず、再投与しても発疹な

表7 DMARDsの分類と特徴

	商品名 (成分名)	効果発現 時間	副作用 (特徴的なもの)	禁忌	免疫への作用
免疫抑制剤	リウマトレックス カプセル2mg メトレート錠2mg (メトトレキサート)	2～4週間	骨髄抑制、間質性肺炎、肝障害、胃腸障害、口内炎、嘔吐、脱毛	慢性肝疾患、妊婦、腎障害、胸水、腹水	T細胞増殖抑制、B細胞抗体産生抑制、マクロファージのIL-1産生抑制
免疫抑制剤	ブレディニン錠25mg (ミゾリビン)	2ヵ月程度	食欲不振、口内炎、全身倦怠感、しびれ、口渇	白血球3000/μL以下、妊婦	T細胞B細胞に関わりなく抗原認識したリンパ球の増殖抑制
免疫抑制剤	アラバ錠10mg、20mg、100mg (レフルノミド)	2週間～3ヵ月	骨髄抑制、間質性肺炎、肝障害、下痢、脱毛、血圧上昇、体重減少、感染症	本剤の成分に過敏症の既往、妊婦・授乳婦、慢性肝疾患	遅延型過敏反応および抗II型コラーゲンIgG産生抑制
金製剤	リドーラ錠3mg (オーラノフィン)	2～3ヵ月	下痢、悪心、嘔吐、味覚障害、肝線維症、間質性肺炎	金製剤による重篤な副作用の既往、腎・肝障害、重篤な下痢、消化性潰瘍、小児	IL-1β、TNF-αの産生抑制、マクロファージ・T細胞・B細胞にも作用
金製剤	シオゾール注10mg、25mg (金チオリンゴ酸Na)	2～3ヵ月	かゆみ、発疹、口内炎、脱毛、肝線維症、間質性肺炎	金製剤による重篤な副作用の既往、腎・肝障害、血液障害、心不全、潰瘍性大腸炎、キレート剤投与中	作用機序不明
SH基剤	メタルカプターゼ カプセル100mg (D-ペニシラミン)	2～3ヵ月	下痢、悪心、嘔吐、味覚障害、かゆみ、発疹、口内炎、脱毛	血液障害、腎障害、金剤投与中、SLE、妊婦、成長期の小児で結合細胞性の代謝障害	Tリンパ球を介して細胞性免疫系に作用
SH基剤	リマチル錠100mg (ブシラミン)	1～3ヵ月	皮疹・掻痒感、口内炎、口内異常、腎機能異常、ネフローゼ症候群、蛋白尿、肝障害、白血球減少、間質性肺炎、過敏症	血液障害、骨髄機能低下患者、腎障害	サプレッサーT細胞増殖、T細胞付着、T細胞増殖抑制、B細胞に作用しIgM産生抑制
その他	アザルフィジンEN錠 500mg (サラゾスルファピリジン)	1～2ヵ月	発疹・掻痒感、口内炎、胃腸障害、肝障害、浮腫、蛋白尿、発熱	サルファ剤・サリチル酸製剤に過敏症の既往	T細胞、マクロファージに作用し、それらの細胞からのサイトカイン産生抑制
その他	モーバー錠100mg オークル錠100mg (アクタリット)	2ヵ月程度	腹痛、嘔気、掻痒、発疹	妊婦・授乳婦	滑膜細胞からのIL-1β、IL-6、TNF-α、MMPの産生抑制

く経過する場合があるので、一般的なアレルギーの説明をして、患者のコンプライアンスを悪くすることのないよう注意が必要である。

生物学的製剤はRAの病態に深く関与するサイトカインなどを選択的に抑制する

ことを目的として遺伝子工学的技術を駆使して開発された抗体ないしは融合蛋白で、いずれも注射薬である。生物学的製剤は有効性は高いが、疾患を完治させる薬剤ではなく、副作用のリスクは他のDMARDsに比べ高い。投与にあたってはまず、他のDMARDsによって十分な治療を実施できない理由を十分に検討し、個々の患者に生物学的製剤を投与する必要性、薬剤を投与することで得られる効果および副作用、治療経費について十分に患者に説明し、同意を得てから開始する。

薬物相互作用

　薬物相互作用は主に吸収、代謝、排泄の過程で起こる可能性があるが、本項では代謝に関する相互作用について記載する。

　生体に入った薬物はそのまま尿中に排泄されやすいものと、されにくいものがある。そのまま排泄される薬物は主に極性の高い薬物であるとされ、反対にされにくいものは極性の低い薬物であるとされる。極性の低い薬物が排泄されるためには、肝臓などにおいて代謝を受けて極性の高い薬物に変換される必要がある。

　代謝には第1相反応と第2相反応がある。第1相反応は酸化、還元、加水分解反応である。第1相の酸化反応は肝ミクロゾーム内のチトクロムP450（CYP）が重要である。第2相反応は抱合反応であり、第1相反応で代謝された薬物がさらにグルクロン酸抱合やアセチル抱合により極性を高め尿中や胆汁中に排泄されやすくなる。これらの代謝を受けることにより薬物は通常作用が減弱するが、なかには減弱しないもの（活性代謝物）や、作用を発現するものもある。

　一般に代謝経路が複数ある薬物は一つの経路が阻害されても、他の代謝経路で代謝されるため全身のクリアランスにはあまり影響を受けないが、代謝経路が一つのものは個体差が大きかったり、薬物相互作用などの影響を受けやすい。例えば、CYP3A4のみで代謝される薬物は3A4が阻害されると、生体内利用率が上昇し、作用、副作用が強く現れる。一方、代謝酵素が誘導される場合は、代謝経路の数によらず代謝が亢進し作用が減弱することが予想される。ただし、アセトアミノフェンのような2段階の代謝を受ける薬物は、CYPで毒性のあるN-acetyl-p-benzoquinoneimine（NAPQI）に変換され、その後グルタチオン抱合を受けて排泄されるため、CYPが誘導されると鎮痛効果が減弱するとともに副作用の危険性が増大する。

　チトクロムP450（CYP）：分子量約45000から60000の酸化酵素で、薬物代謝においては主要な第一相反応の酵素。還元状態で一酸化炭素と結合して450 nmに吸収極大を示す色素という意味でチトクロムP450と命名された。主に肝臓に存在し、肝以外にも腎、肺、消化管、副腎、脳、皮膚などほとんどすべての臓器に存在する。ニコチンアミドアデニンジヌクレオチドリン酸（NADPH）の存在下で基質を水酸化する。CYPは基質特異性の異なる複数の分子種からなる遺伝子スーパーファミ

リーを形成している。ヒトでは50種類程度の分子種が報告されている。おのおのの分子種は基質特異性ではなくアミノ酸の相同性に基づいて命名されており、CYP 1A1のように接頭語にCYP（cytoc時間ome P450）、ファミリーを示す数字、サブファミリーを示すアルファベット、分子種番号を示す数字の組合せで表される。薬物代謝型のCYPの基質（塩化ビフェニルやフェノバルビタールなど）は脂溶性で、蓄積すると毒になるものが多い。これら基質の多くにはCYPの発現を誘導する性質もある。カルシウム拮抗剤（降圧剤）を服用中にグレープフルーツジュースを飲むと効果や副作用が増強することがあるが、これはCYP 3A4の活性が阻害され薬物の代謝が遅くなるためとされている。このことは降圧剤のみならず抗がん剤でも発現しうる現症である。逆に健康食品のセントジョーンズワートはCYP 3A4を誘導し薬物の代謝を速めるとされる。またCYP 2D6などの遺伝的多型により各種薬物の代謝速度に個人差が現れることが知られている。

（岡本禎晃）

第 5 章　臨床医のための DI（drug information）

2．漢方について

はじめに

　整形外科領域における痛み疾患は、ぎっくり腰や打撲後の痛みなどの急性期のものから、腰痛、肩こり、膝痛などの慢性的な炎症性疾患、四肢を切断した後の幻肢痛、腰椎手術後の椎弓切除後症候群、骨折後の複合性局所疼痛症候群などのいわゆる神経痛といわれるものまで、いろいろと挙げられます。またその痛みの性質は雨がふると痛くなる、冷えると痛みが増すなどのまわりの環境因子で左右されるものであったり、じっとしていても痛いが動くと痛みが増すなどの動きに関するもの、また痛みの性質がジンジン、ズキズキ、ピリピリ痛いなど痛みの症状はそれぞれのタイプにおいてさまざまな症状を呈しています。これらの痛みに対する西洋医学的な治療薬としては、急性期の痛みには消炎鎮痛薬、抗炎症薬を使用する場合がそのほとんどですが、慢性的な痛みにそれらの薬剤効果がある場合はそう多くはなく、一般的な薬物治療としては抗うつ薬や抗けいれん薬、麻薬性鎮痛薬などを用いた薬物治療が行われているが一般的です。

　慢性の痛みの病態はいまだはっきりとは解明されておらず、したがって確立した根本的治療法というものは存在していません。慢性の痛みの治療法はすべてにおいて対症療法であり、その最終的な目標は「完全なる除痛」を目的にするのではなく、「痛みのコントロールを中心としたリハビリテーションの促進」「痛みを有した状態でいかに患者自身の活動性を向上させることができるか」であると思っています。慢性的な痛みの病態を一言でいえば、それは「外傷後の治癒過程に基づく過剰な治癒反応と治癒課程の遅延」であると言えます。また西洋医学的にその病態を言い表すとすれば、それは「局所の炎症の残存、治癒の遅延」ですが、漢方医学的には「疼痛を生じる全身的な身体調節機能の失調」に他なりません。一般的な外傷においても治癒過程の初期に多少の炎症反応を生じますが、そのような炎症もしだいに治まっていき、治癒へと至ります。ところが慢性的な痛みの多くは、外傷において何らかの理由により治癒課程が遅延をきたすため、本来の治癒に向かう過程が大幅に遅れ、痛みだけが残存していくのではないかと考えています。従来の治療法では疼痛を、手術や外傷をはじめとする受傷機転をきっかけにして起こった有害事象としてとらえ、病期のいずれであるか、また病態のメカニズムにかかわらず、消炎鎮痛薬やステロイドなどで強力に疼痛と炎症を押さえ込もうとするのに対し、漢方治療ではいったん失調した生体の恒常性を自己回復させることを治療の目的としています。

漢方医学的なものの考え方を把握する

表1 診療概念の違い

西洋医学	漢方医学
科学的	哲学的
理論的	経験的
局所的	全身的
普遍的	個人的
客観的	主観的
合成品	天然品
単一成分	複合成分

　漢方薬をうまく使用するには、漢方医学的な物の考え方を取り入れる必要があります。すなわち痛みを局所的なものとしてとらえるのではなく、その人全体すなわち全人的にとらえる必要があります。例えば腰痛や頭痛の患者さんがいた場合、西洋医学的には局所の炎症、発熱を軽減させるために、消炎鎮痛薬や抗炎症剤の投与、神経ブロック療法などを行うでしょう。これはもちろん正しい処置ではありますが、東洋医学的にみれば、「その炎症がその人にどうして生じたのか」ということから診察が始まり、「どうすればそこを正すことができるか」というところから治療が始まります。患者さんを診る観点の違いがあるため、漢方薬を投与するには、まず東洋医学の基本な流れを知る必要があります。西洋医学と東洋医学は**表1**に示すように、ほぼ逆の体系による診療概念の上に成り立っています。すなわち西洋医学が科学的、理論的であり、かつ普遍的、客観的、局所的であるのと比較して、漢方医学は哲学的、経験的であり、かつ個人的、主観的、全人的であると言えるでしょう。

1. 漢方における診療過程

　漢方ではその診察過程において、四診（望診、聞診、問診、切診）というものを行い、「証」を診て、その結果を「陰陽」「虚実」「寒熱」「表裏」「気血水」という言葉を用いて表現します。漢方の最も顕著な特徴はこの「証」であると言えます。「証」とは一言で言うならば、すなわち「患者の現時点の状態」であり、西洋医学でいう「病名」に相当するものであると言えます。これらを正確に記載するとなると、混乱を生じることとなりますので、できるだけ噛み砕いて記載します。

　まず、虚実についてですが、「実証」とは患者さんが生来健康であり、元気な状態で、病気の程度が強い場合（高熱が出ているなどの、症状が激しい場合）を言い、「虚証」とは反対に、生来虚弱で、あまり元気がない、病気の程度もそれほど強くない（微熱が出ているなどの、症状が緩やかな場合）などの、いわゆる弱い状態を示します。次に寒熱についてですが、「寒証」とは患者さんの「寒さ、冷え」が主症状であり、痛み症状が「寒冷」によって増悪する場合や、逆に「入浴して体を温めると痛みが緩和される」場合を言います（あくまで自覚症状が主体です。ですので、たとえ手足が冷たくても、患者が冷え症状を訴えていない場合は寒証ではありませんし、手足が温かくても、患者が冷えを自覚していればそれは寒証と診断します）。「熱証」とは逆に、患者さんに熱がある状態で「顔が逆上せて熱い」「手足が火照る」「布団から体を出さないと眠れない」「入浴すると痛みが悪化する」などが主立った症状だと言えます。このような場合、寒証の治療は「体を温める」となり、熱証の

治療は「体を冷ます」となります。「表証」とは、病態の中心が表面にあることを意味し、多くの場合、急性期の疾患であることが多く、「裏証」とはその反対に、その病態や関連症状が体の内部にまで至った状態で、多くの場合、慢性期の病態である場合が多いように思います。急性期の打撲や寝ちがえで「局所に熱を持ち」、冷湿布などの冷やす治療が有効である場合は表証と考え、慢性的な経過の鈍的な腰痛や肩こりで、便秘や下痢を伴っている場合で入浴や温湿布などの温める治療が有効である場合は裏証と考えています。

2. 漢方における痛みのとらえ方

次に漢方医学的な「痛み」というものについて述べます。特に漢方では筋肉や関節のしびれ、だるさ、痛みなどを特徴とした病気を「痺証」といいます。肩こり、五十肩、腰痛、坐骨神経痛などは生じる場所は違いますが、"しびれ"や"いたみ"などは、すべて痺証に属しています。痺証の「痺」という文字は中国の最古の医学書である黄帝内経（邪馬台国の年代よりさらに約700年程前に作られた漢方医学の原典）に書かれており、「通じない、塞がる」ということを意味しています。また痛みについて、黄帝内経では、「通則不痛、不通即痛」と記載されており、訓読みすると「通じれば即ち痛まず、通じざれば即ち痛む」となり、何らかの原因によって、からだの正常な流れに詰まりを生じた時に痛みを生じるという考えであり、これは心筋梗塞のように、心臓の血管が詰まれば激烈な胸痛を生じるが、カテーテル治療により詰まりを解除すれば痛みが改善するというように、現代医学でも通用する概念と言えるでしょう。それでは、何が詰まりの原因になるのでしょうか。漢方では、気血水という概念があります。気は「体を活動させる根源的エネルギー」、血は「体の物質的基礎となる赤い液体」、水は「体を潤す無色の液体」と考えられています。

まず「気」についてですが、これはいわゆる「元気の気、やる気の気、根気の気」と考えていただいてよいと思います。特に、「元気がない」「やる気がしない」「全身倦怠感」「肉体的、精神的意欲の低下」などがある場合を、「気のエネルギーが足りない」と考え「気虚」と言い、「気分が憂うつである」「抑うつ傾向がある」場合を「気のエネルギーがうっ滞している」と考え、「気うつ」といいます。また、特殊なケースとしては「人前にでると顔が逆上せる」「緊張すると吐き気がする」「興奮すると咳きが止まらない」の、「何かが上方向に逆流しているような様子がある場合」を、「気逆：気のエネルギーが逆流する」と考えます。

次に「血：漢方ではケツと読みます」についてですが、これは西洋医学的に言われている、「血液」とほとんど同じ意味だと思います。「顔色が悪く」「不眠」「肌荒れ」「冷え」「手足のしびれ」などがある場合には、西洋医学的に言われる「貧血のような状態」として、漢方の領域では「血虚」というように言われています。また「打撲などの内出血」「生理痛」「しみ」などがある場合は、漢方の領域では「瘀血」というように言われています。冷え性患者で「針で刺すようなチクチクした痛み」

がある場合は、「血虚」を伴っていることが多く、いわゆる西洋医学的な「動脈の末梢循環障害」で、「生理痛」などのように「少しむくんでズキズキする痛みがある場合」は「瘀血」であることが多く、いわゆる西洋医学的な「静脈の末梢循環障害」ととらえればよいと思います。

　最後に「水：漢方ではスイと読みます」についてですが、これは西洋医学的に言われている「組織液、リンパ液」とほとんど同じ意味だと思います。「浮腫」「尿量異常」「耳鳴り」「嘔吐」などがその主たる症状で、痛みの多くは「重だるい痛み」であることが多いと思います。そのような場合、漢方では「水毒」「水滞」と表現されます。

　これらの流れ（神経、血液、リンパの流れ）が、寒風湿熱やストレスなどの邪の内外の力（外邪：体に悪影響をおよぼす自然環境の力）（内邪：精神的ストレス、病気などによる体調の悪さ、虚弱体質など）により暴露されることにより、これらのエネルギーが停滞し、上記した気滞、瘀血、水毒とよばれる病的状態となると考えられています。病的状態はその外邪の種類によって、「風痺、寒痺、湿痺、熱痺と分類され、このほかに、しびれや痛みが長期化して骨や関節が変形した場合は、なかなか治りにくいので「頑痺」（頑固なしびれ、痛み）と呼ばれる状態となります。治療は風寒なら「温める」、湿なら「むくみをとる」、熱なら「冷やす」、ストレスなら「ストレスを和らげる」、なかなか治りにくい病態にはさらに「体力をつける」「循環をよくする」を行います。具体的な方法は次に後述します。

痛みの漢方治療に関する問診術

1. 痛みの誘因を問う

　天気が悪くなると痛みが強くなるとか、気候が寒くなったり、熱くなると調子が悪い、入浴による変化など天候や気候、温度などによる影響を聞きだす必要があります。また「ストレスがたまってイライラすると痛みが増強する」「生理前はイライラして調子悪い」など、どんな些細なことでも痛みに関連するさまざまな外因について聞き出すと診療の足しになることが多いように思います。

2. 痛みの特徴を問う

　痛みはチクチクと刺すような性質なのか、電気が走るような電撃痛なのか、ひもで締めあげられるような痛みであるか、ズキズキと込み上げてくるような痛みなどその痛み性質の特徴をつかむだけで痛みのメカニズムと有効な薬剤の推測がつきます。特に、移動性の痛み（昨日は背中が痛かったのに、翌朝には前胸部が痛くなったなど）はストレスに伴った痛みであるケースが多く、反対に、ズキズキとした固定制の痛み（痛みの強弱はあるが、大体左の腰が痛いなど）のときはいわゆる「瘀

血」が関係した痛みであることが多いように思います。

3. 痛む時間帯を問う

　朝方は調子が悪いが、夕方頃から調子がよくなる、また動き始めの調子はよくないが、しばらくすると調子がよくなるタイプは気血の循環が悪いタイプ（エンジンの調子が悪いが、エネルギーは十分にある）がほとんどです。そのような場合は後述する「温める」や「血液循環をよくする」「ストレスを和らげる」などを行うとよいと思います。また朝方の調子は良いが、夕方頃から調子が悪くなる、また一日中調子が悪い、また動きはじめの調子は良いが、しばらくすると調子が悪くなるタイプは、基本的にエネルギー不足のタイプ（エンジンの調子はよいが、エネルギーが足りない）が多いように思います。そのような場合は後述する「体力をつける」を行うとよいと思います。

4. 体質を問う

　漢方には「〜体質」という言葉が多くあります。「冷え症体質」「解毒体質」「臓毒体質」「瘀血体質」などいろいろありますが、簡単な問診を行うだけで、その人の根本的な体質を見抜くことができます。冷え症体質の方は「手足の冷え」「お腹の冷え」など、どこかに必ず「冷え」の症状があります。解毒体質の方は、「色の黒さ」「よく食べるのに太らない」「耳、鼻、咽喉などの感染症の既往」などがある場合は解毒体質である可能性が高いと思います。臓毒体質は「いわゆる生活習慣病に関連した症状」「肥満患者の腰痛、肩こりなど」が該当します。最後に瘀血体質ですが、慢性で難治性の痛みには瘀血が関連していることが多いように思います。「女性」で、「シミ」「静脈瘤」「暗赤色の皮膚」などの「静脈灌流の悪さ」がうかがえる場合は、瘀血体質である場合が多いように思います。

5. 痛みに付随した症状を問う

　痛みとは、まさに氷山の一角のようなものであり、その水面下にはさまざまな「痛みに関連したさまざまな症状」が存在します。そのような場合、痛みだけを一生懸命に治療しても、その本質的な問題がある限り痛み症状は決して良くなることはありません。例えば冷え性で疲れやすい老人の腰痛の治療する場合、腰痛だけに着目して治療を行っても、「腰の痛み」が「腰のだるさ、腰のしびれ」に代わっていき、次には「膝が痛い」「肩が痛い」「頭が痛い」など次々と新しい症状が出てくることを経験したことはないでしょうか。西洋医学的にみれば、「腰の痛み」は「腰の炎症」、「膝の痛み」は「膝の炎症」、「頭痛は…」と部位によってその原因を分けて考え、別々の治療を行いますが、東洋医学的には「冷え性」で「疲れやすい」「老人の加齢に伴った病態」であり、「冷え性であるという体質」や「疲れやすいという体質」を治療しなければ全体的な痛みの改善は得られません。痛みの診療を行ううえで最も大切

ことは、痛み以外の隠れた部分を治療することであると考えています。

6つの武器の使い方

1. 温める

　これはいわゆる「冷え、寒さに起因した痛み」に対して有効な治療法であります。そのためそのような患者さんの自覚症状には「冷える」「寒がる」という症状があり、特に寒さ、冷えは血行不良を招いたり、神経の伝達を悪化させたり、筋肉が収縮してしまうため、痛みが固定した場所に起こりやすいという特徴があります（冷えてくると、首筋が痛い、頭が痛い、背中がぞくぞくする、こわばるなど）。これらは、冷えたり寒くなってくると痛みが増すことから、東洋医学的には「寒痺」と呼ばれ、入浴したりして、患部を温めると痛みが軽減することも特徴であります。診察の手順としては通常の診察と同じで、①疼痛部位を診てみる、②触ってみることが大切ですが、この病態は同時に寒冷に伴ったむくみや色調の悪さを伴っていることが多く、その時は後述する「微小循環を改善させる」「体液分布を改善させる」を併用する必要性があります。ほかに、腹部内臓の冷えが挙げられますが、ここではその自覚症状（下痢、軟便傾向や冷たい飲み物を好まず、温かい飲み物を好む、腹巻きが放せない、カイロが手放せない）といった傾向より判断することが可能です。また冷えによる痛みは一般的には、日中よりも夜間に痛みが激しくなり、場合によっては関節を曲げることも容易でなくなり、運動機能が阻害されてしまうことが多いように思います。それでは体を温める代表的漢方薬4剤と消化器を温める漢方薬3剤についてお話します。

　体を温める代表的漢方薬4剤は葛根湯（1番）、当帰四逆加呉茱萸生姜湯（38番）、五積散（63番）、八味地黄丸（7番）です。まずはじめに葛根湯ですが、この処方は風邪に使用される有名処方ではありますが、本来は急激な冷えからくる頭痛、首筋や背中の痛みや肩こりに有効な処方でもあります。次に当帰四逆加呉茱萸生姜湯ですが、この薬物の特徴は手足を温める（動脈血流を改善させる）ことにあり、特にしもやけ（白色レイノー）に有効的です。もし末梢指の色合いが悪ければ、静脈灌流も悪化していると考え（紫色レイノー）、桂枝茯苓丸（25番）を併用すると非常に効果的です。次に五積散ですが、これは夏に代表されるクーラー病に伴った腰痛、坐骨神経痛に有効です。最後に八味地黄丸ですが、これは高齢者で、足腰のだるさ、痛み、しびれを伴ったものに有効で、さらに夜間頻尿や足の浮腫を伴った場合には牛車腎気丸（107番）が効果的です。

　消化器を温める漢方薬3剤は人参湯（32番）、真武湯（30番）、呉茱萸湯（31番）ですが、これらの特徴点はすべての方剤に乾姜（生姜を乾かしたもの）が含まれていることです。はじめに人参湯ですが、これはいわゆるお腹を温める胃腸薬であり、

特に胃が冷えることで下痢をしやすい方、体調を崩しやすい方に有効です。真武湯もいわゆるお腹を温める胃腸薬であり、特に腸が冷えて下痢をしやすい方、体調を崩しやすい方に有効です。呉茱萸湯は消化管の冷えからくる吐き気、頭痛に有効的であり、冷えを伴った若い女性の偏頭痛や高齢者の方の筋緊張性頭痛にも有効的です。足腰、胃腸などの部位にかかわらず、温める効果を強化させたい場合は附子を追加するといいと思います。

2. 冷ます

これは一般的にはいわゆる「熱による痛み」に対して有効な治療法です。そのため、そのような患者さんの自覚症状には「熱がる」「火照る」という症状があり、これらは、熱くなってくると痛みが増すことから、漢方医学的には「熱痺（ねっぴ）」と呼ばれ、「入浴したりして患部を温めると痛みが増強する」ことや「体が火照って眠れない」「顔がのぼせる」「胸やけがする」などが特徴です。診察の手順としては、① 疼痛部位を視てみる、② 触ってみることが大切ですが、この病態も同時に熱をもったむくみや色の悪さを伴っていることが多く、その時は「冷ます」を行いながら、後述する「微小循環を改善させる」「体液分布を改善させる」を行う必要性があります。他に、腹部内臓の熱が上げられますが、ここではその自覚症状（便秘傾向や冷たい飲み物を好む、温かい飲み物を好まない、胸やけがする、口が渇く）といった傾向より判断する必要があります。それでは体を冷ます代表的漢方薬1剤と消化器を冷ます漢方薬1剤についてお話します。

体を冷ます代表的漢方薬は白虎加人参湯（34番）で、消化器を冷ます代表的漢方薬黄連解毒湯（15番）です。白虎加人参湯には体の熱をさまし、カユミをしずめ、のどの渇きをいやす作用があります。そのような作用から、体の灼熱感、発赤やカユミ、異常な口渇や多尿、また、ほてり気味で、比較的体力のある人に向く処方であると思います。黄連解毒湯は比較的体力がある人で、のぼせ、火照り気味、また血圧が高めの方のイライラ感、不眠、動悸、胃炎、あるいは高血圧に伴う頭重感や肩こり・めまい・耳鳴りなどに適応していると思います。

3. 末梢循環障害の改善

漢方医学には「瘀血」という概念があり、漢方の領域では「血の巡りが悪い」「血の道症」という言葉で言い表されています。これは西洋医学的に言えば「静脈系のうっ滞が関連した末梢循環不全」というようにとらえられ、多くの慢性的な疼痛疾患（月経痛、頭痛、腰痛、外傷・挫傷の痛みから精神的な痛み）にもかかわっているように思えます。瘀血の自覚症状としては「固定制で移動しない」「しびれたような・突き刺すような痛み」「昼は軽く夜間増強する痛み」「一般的な鎮痛薬があまり効かない」といった特徴が挙げられます。視覚的な特徴としては、熱をもって腫れあがっている場合もありますし、冷たくなっている場合もありますが、おおむね「色

が悪く、赤紫がかった色」である場合がほとんどです。ですので、痛みを伴う部分に熱をもっていれば、「冷ます」を行えばいいですし、逆に冷えていれば「温める」を行えばよいと思います。

　微小循環を改善させ、痛みを和らげる漢方製剤の代表は桂枝茯苓丸（25番）と疎経活血湯（53番）です。まずはじめに桂枝茯苓丸についてですが、この方剤は主に「温める」「微小循環を改善させる」作用のある薬剤で、特に女性で足が冷えて、上半身がのぼせるような症状のある方の腰痛、生理痛、頭痛などには非常に効果的であると思います。また同時に、下肢にむくみがあるような時には、「体液分布を改善させる」作用のある薏苡人（ヨクイニン）が含まれている桂枝茯苓丸加薏苡人（125番）にするとさらに効果的であると思います。次に疎経活血湯ですが、この方剤は主に「微小循環を改善させる」「体液分布を改善させる」作用のある薬剤であり、特に足腰が冷えることによって起こった神経痛や腰痛で、夜間に増強するようなしびれ痛みに効果的です。微小循環をさらに改善させるには、大黄や芒消といった、抗炎症作用のある下剤入りの方剤を使用するとさらに効果的であることが多いと思います。

　慢性疼痛患者の多くは、その痛みに対するストレスからか便秘傾向になっていることが多く、下剤を併用していることが少なくありません。そのようなときには大黄、芒消を使用すれば、抗炎症作用以外に、大黄はプルセニドで芒消には酸化マグネシウムのような効果があり、下剤を併用せずとも、以下の薬剤を使用することで、痛みと便秘の両方が良くなります。その代表は治打撲一方（89番）、通導散（105番）と桃核承気湯（61番）です。まずはじめに治打撲一方ですが、その名が示すよう、打撲やねんざの治療に効果的な薬剤です。特に患部の血行をよくするとともに腫れや痛みを和らげる効果があり、特に証など考えなくても、寝違いによる頚部痛、むち打ちによる首、肩の痛みには非常に効果があります。この方剤はやや温性であるので、経過の長い痛みの患者さんの場合（なんらかの炎症反応もあるが体は冷えているような時）には附子末を追加するといいと思います。通導散も桃核承気湯のどちらにも「微小循環を改善させる」「ストレスを和らげる」作用がありますが、処方の構成的に、通導散の方が高齢者の患者さんやがんの患者さんなど、比較的幅広い範囲の方に使用できると思います。また、女性で便秘があり、精神症状、神経症状があるような時には桃核承気湯が特に有用です。

4. 体液分布を改善させる

　東洋医学には「水滞」「水毒」といった概念があり、これが体のむくみやだるさ、めまいの原因になっていると考えています。臨床的な自覚症状としては、「体がむくむ」「体が重い」「めまいがする」であることが多く、痛みの領域においては「なんとも言えない重だるい痛み」「雨が降ると調子が悪い」「冷えると調子が悪い」と表現されるケースが多く、「急激な冷え」「湿度の上昇」「気圧の変化」に関連した頭痛、腰痛、下肢痛などが多いことは日常の症例で経験できると思います。臨床的には、

白くて、ぽってりしている体型で冷え性であることが多く、また慢性的な下痢（消化管のむくみ）を合併していることも多いと思います。治療としては冷え性に対しては「温める」を行い、むくみに対して「体液分布の改善」をはかります。体液分布を改善させる薬剤の代表は五苓散（17番）で、その他に真武湯（30番）と当帰芍薬散（23番）があります。体がむくんでいる患者さんの多くは、体内の水分分布が偏在している傾向にあるため、同時に口渇などの症状を有し、漢方医学的にみれば、余計なところに水がたまって大切な所に水分が足りないといった傾向にあります。この「体液分布の改善」の治療の目的は「水分の偏在を正す」ことにあります。五苓散は「水分の偏在を正して」よけいな水分を出す薬剤で、温める効果は比較的少ない処方構成になっています。それと比較して、真武湯の中心となっている作用機序は「温める」ことで、全身の代謝機能を亢進させ、余計な水分を出す処方になっています。当帰芍薬散は冷え性の治療薬として有名で、特に「足が冷えていて、色白でむくんでいる」方に使用すると効果が期待できます。その処方構成から「微小循環を改善させる」と「体液分布を改善させる」には優れていますが、「温める」作用は少ないように思います。そのような場合には附子を加えれば効果は倍増します。

5. ストレスを和らげる

「ストレス」のとらえ方ですが、これは西洋医学と同じで、いわゆる「うつ的状態」と考えていただいていいと思います。臨床的な自覚症状としては「うつ的状態」「イライラ感」「不安」「悲しみ」「怒り」などの症状を伴った、いわゆる不定主訴症候群であることがほとんどです。痛みの性質は、四肢体幹など部位や数に問わず、「何かへばりついたような」「張り付いたような」「脹ったような」痛みであることが多く、その時の精神状態で「痛みの強さ」や「部位」が倍増したり、移動したりするのも特徴的であると思います。「ストレス」に対する治療は、一言で言えば「ストレスを和らげる」ことにあります。「ストレスを和らげる」漢方製剤は、大きく「イライラに効く漢方薬」と「不安に効く漢方薬」に分けられます。

「イライラに効く漢方薬」の代表は四逆散（35番）、抑肝散（54番）、加味逍遥散（24番）で、特に「イライラが強い、うつ症状：いわゆるイラうつ」である場合に効果的であると思います。簡単な使い分けとしては、「イライラ」「不安」「緊張」「お腹の張り」があって、「ストレス性の慢性胃炎」のようなものがあれば、基本方剤である四逆散を使用します。さらにイライラが強い場合で、「女性」「頭痛やのぼせ」「更年期障害」「月経前症候群」「不眠」がある場合には加味逍遥散がよいと思います。また、同様にイライラ感が強く、同様に「頭痛」「不眠」がある場合でも、「神経の高ぶり」「興奮性」がある場合には。抑肝散が効果的です。私個人としては、加味逍遥散は「イライラしたうつ症状に効く薬」で、「熟眠感がない」「物音ですぐに眼がさめる」ような患者さんに「抗うつ薬」様の作用を期待して投薬しています。また抑肝散は「神経の高ぶり、いわゆる興奮性を抑える薬剤」で、「興奮して眠れない」

「イライラして眠れない」ような患者さんに「抗けいれん薬」様の作用を期待して投薬しています。

「不安に効く漢方薬」の代表は半夏厚朴湯（16番）と香蘇散（70番）です。半夏厚朴湯はストレスに起因した心因性の機能性疾患で「のどのつまり」「げっぷ」「嘔気」「食欲低下」「息苦しさ」などの消化器症状を有している場合に有効です。香蘇散はうつ・不安傾向のある女性で、「食欲低下」「月経不順」「冷え性」の患者さんに有効だと思います。

6. 体力をつける

東洋医学的な「体力低下」のとらえ方ですが、基本的には西洋医学と同じで、簡単に言えば「エネルギー不足」という意味です。自覚症状としては「疲れやすい」「食欲がない」「手足がだるい」「日中に眠くなる」「風邪を引きやすい」などであり、痛みの性質としては「疲れると調子が悪い」「寝ると痛みも回復する」というのが特徴だと思います。また「体力低下」はもちろん先天的な場合もありますが、多くは後天的な部分が多く、かつ「最終的な状態」としての部分がありますので、前述した、「冷える」「むくむ」「色が悪い」「ストレスを伴っている」などの症状を伴っていることがほとんどで、それらの治療も必要になります。治療としては「冷え」があれば「温める」を行い、「色が悪い」があれば「末梢循環障害の改善させる」必要があります。また「むくみ」があれば「体液分布を改善させる」、「ストレスを伴っている」場合は「ストレスを和らげる」ことが大切です。そのうえで、「体力低下」の治療は「体力をつける」ことであり、その治療の中心は「食欲を増進させる」ことにあります。

食欲を増進させることで「体力をつける」漢方薬の代表は補中益気湯（41番）と六君子湯（43番）です。「漢方の胃薬」的な要素が大きく、「食欲はあるのだがどうも食が進まない」「食べても元気が出ない」「食べる元気があまりない」などの症状があるときには、上記の漢方薬が有効で、特に「機能性胃腸障害」や「胃食道逆流症」を伴っている場合などには六君子湯が有効です。もともと元気な人が体調を崩している状態にはこの処方が有効ですが、もし食べる気力すらなくなってしまっているほど疲労困憊しているような時には、「体力をつける」だけでなく、さらに「体を温める作用」、「循環を改善させる作用」を兼ね備えた、十全大補湯（48番）、人参養栄湯（108番）、加味帰脾湯（137番）がよいと思います。十全大補湯を中心として、不眠などの眠りの症状（疲れているのに眠れない）や精神的な疲れの症状（精神的に疲れた）が合併している場合には人参養栄湯や加味帰脾湯がより有効であると思います。

第 5 章　臨床医のための DI（drug information）

表2　著者が経験した疼痛疾患と漢方薬の組み合わせ

頭部
1. 偏頭痛：呉茱萸湯を中心とし、特に吐き気がひどい場合には五苓散を、冷え症がひどい場合には当帰四逆加呉茱萸生姜湯を、瘀血体質で冷え症の場合には桂枝茯苓丸を、便秘症の場合には桃核承気湯を加える
2. 緊張型頭痛：川芎茶調散を中心とし、高血圧や動脈硬化がある場合には釣藤散、風邪症状がある場合には葛根湯、冷え性なら当帰四逆加呉茱萸生姜湯、精神的ストレス、イライラ、不眠を伴っている場合には加味逍遥散、抑肝散を加える
3. 三叉神経痛：五苓散でむくみをとる
4. 頚椎症性頭痛：治打撲一方と桂枝茯苓丸を中心とし、精神的ストレス、イライラ、不眠を伴っている場合には加味逍遥散、寒冷刺激で痛みが増悪するようなら附子を加える

頚部、上肢
5. 肩関節周囲炎：二朮湯を中心とし、むくみがきつい場合には薏苡仁湯を加える
6. 頚肩腕症候群：十全大補湯、疎経活血湯を合方する
7. 上肢のリンパ浮腫：二朮湯を中心とし、むくみがきつい場合には桂枝加朮附湯を加える

体幹部
8. 肋間神経痛：当帰湯

腰下肢
9. いわゆる腰下肢痛：原則として八味地黄丸、牛車腎気丸、疎経活血湯、五積散、苓姜朮甘湯を使用して体を温める
10. 腰部脊柱管狭窄症：当帰四逆加呉茱萸生姜湯、五積散、疎経活血湯を中心とし、冷え症状がきつければ附子を加えることで体を温める
11. ぎっくり腰：芍薬甘草湯、治打撲一方を頓用で使用する
12. 変形性膝関節症：防已黄耆湯、薏苡仁湯を中心とし、熱証であれば越婢加朮附湯を、冷え証であれば桂枝加朮附湯を、痛みが強ければ麻杏薏甘湯、桂枝茯苓丸加薏苡仁を追加投与する
13. こむら返り：芍薬甘草湯＋附子を頓用で使用する
14. 神経因性疼痛：抑肝散、抑肝散加陳皮半夏を中心とし、疎経活血湯、桂枝茯苓丸など駆瘀血薬を追加投与する
15. 中枢性疼痛：上記処方に、冷え性であれば麻黄附子細辛湯、当帰四逆加呉茱萸生姜湯、熱性であれば黄連解毒湯、六味丸、温清飲などを追加投与する
16. クーラー病：五積散を中心とし、作用が弱ければ当帰四逆加呉茱萸生姜湯や附子を追加投与する
17. 打撲による痛み：治打撲一方＋桂枝茯苓丸を基本処方とし、便秘傾向が強い場合には、桂枝茯苓丸に代わりに桃核承気湯、通導散を使用する
18. 下肢のリンパ浮腫：牛車腎気丸と疎経活血湯を中心とし、むくみがきつい場合には九味檳榔湯を加える

「証」以外での漢方薬の処方について

　上記のように「証」をみて判断するのではなく、痛みの部位や性質、特性をみて処方を決める方法があります。まずは場所についてですが「頚部から肩」にかけての痛みなら葛根湯（1番）、肩であれば二朮湯、頭痛には川芎茶調散、釣藤散が有効です。胸や脇などの上半身の痛みで、特に「ストレス」に起因しているものには柴胡桂枝乾姜湯か柴胡桂枝湯がよいと思います。関節の痛みには桂枝加朮附湯や越婢加朮附湯、水のたまった膝の痛みには防已黄耆湯が有効です。下半身のしびれ、痛みには八味地黄丸や牛車腎気丸が有効で、特に、下肢がむくんでいる場合は牛車腎

気丸がより効果的であると思います。その他として、筋肉の痛みであれば芍薬甘草湯、天候の加減による痛みの増悪があれば五積散、寒冷刺激による痛みの増悪があれば附子がよいと思います。疲れやすい体質なら補中益気湯を併用されると効果的です。

表2に著者が経験した疼痛疾患と漢方薬の組み合わせについて、簡単に紹介します。

最後に

これまで述べてきたように、漢方薬は「痛み」と「痛みに関連したさまざまな症状」に対しとても有効であることを数多く経験していますが、それでもやはり他の多くの先生方にとって通常診療において漢方薬を処方をされることを躊躇されることが多いのではないかと思います。その理由として、西洋医学と東洋医学の根本的な概念や診察法の違いなどがあり、正直理解しがたいことや、情報量の少なさ、「陰陽虚実、気血水から胸脇苦満、心下痞硬、臍下不仁」などの慣れない漢方用語、系統だった講義を受けていない、漢方はエビデンスのない怪しい医学であるなどの偏った考えなどの理由があるのではないでしょうか。私自身も、漢方を始めた頃はまったく同感だったので、わかるような気がします。「加齢に伴った腰痛」「ストレスで増悪する肩こり、頭痛」「原因不明の胸痛、背部痛」など難しい痛みで、いろいろな治療を行ってもなかなかよくならない場合も数多く存在すると思います。そのようなときに、いちど「痛み」から離れてみて、その周辺症状（不眠、食欲不振、全身倦怠感、便秘など）に対し効果のある漢方薬を使用することで、全身状態の改善とともに「痛み」自体の軽減も得られることも多く経験します。私は、漢方医学のその独自の概念を習得すれば、痛みの診療においても大いに応用できると考えています。本項がこれから漢方を使おうとされている先生方のお役に立てれば幸いです。

（井上隆弥）

Appendix

1) 注意すべき副作用について

1. 生薬の名前に"黄"とつくものは、特に重要な消化器症状とアレルギーの副作用が出現することがありますので注意する必要があります。

   ① 地黄が含まれている頻用処方のものには八味地黄丸、牛車腎気丸などがあります。特に副作用として「胃もたれ」「食欲不振」「下痢」などの消化器症状を起こすことがありますので注意する必要があります。

   ② 麻黄が含まれている頻用処方のものには葛根湯、麻黄湯、小青竜湯などがあります。特に副作用として上記と同様に「胃もたれ」「食欲不振」がある以外に「不眠」「動悸」などを起こすことがありますので注意する必要があります。

   ③ 大黄が含まれている頻用処方のものには、桃核承気湯、通導散などがあります。大黄には「抗炎症作用」以外に「瀉下作用」があり、量が多いと副作用として「下痢」を起こすことがありますので注意する必要があります。

   ④ 黄芩が含まれている頻用処方のものには黄連解毒湯、二朮湯、小柴胡湯などがあります。副作用として肝機能障害があり、またまれではありますが、重要な副作用として間質性肺炎を起こすことがあるので注意する必要があります。

2. 甘草が含まれている処方は非常に多く（エキス製剤の約半分に甘草が含まれる）、人によっては低容量でも偽アルドステロン症状を起こす可能性があり注意する必要があります。具体的な症状としては「高血圧」「下肢浮腫」「体重増加」「低カリウム血症」「四肢脱力」が挙げられます。頻度としては300人に1人程度ですが、上記の症状がみられた場合にはすぐに投薬を中止する必要性があります。

2) 保険診療における注意点

1. 分量について

   日本の漢方エキス製剤の分量はメーカーによって異なっていますが、原典に比べると比較的少ないと言われています。実際の臨床において薬材料の不足感を感じることはあまりありませんが、漢方薬が効いてはいるのだが、効果が十分に得られないと感じる時には、数日間だけ投薬量を倍増すると効果が得られることがあります。比較的長期において増量したいときには、最大4包にとどめることをお勧めします。

2. 合法について

   1剤以上の漢方薬の合法を行う場合は、保険診療範疇内では2剤なら計4包、3剤なら計6包にとどめておくことがよいと思います。基本的に合方は西洋薬のように単純な加算を行うわけにはいかず、それぞれの生薬の構成を考えて行わなければいけないので、東洋医学に多少の習熟が必要であると思います。

欧文索引

【数字】
5HT₃受容体拮抗薬　144

【A】
ACR ガイドライン　67

【B】
BS-POP　117

【C】
complex regional pain syndrome　48
COX-1　25,63,134
COX-2　60,134
COX-2 選択的阻害薬　43,60,134
CRPS　48
cyclooxygenase　60
CYP3A4　30,134,149

【D】
DAS28　68,80
D-ペニシラミン　71,72,148
disease activity score　80

【H】
HAD　33

【I】
IL-1　59
IL-6　59,79

【J】
JKOM　33
JOABPEQ　33
JOACMEQ　33

【M】
MS コンチン錠　142
MS ツワイスロン　142
MTX　69,71,148

【N】
NaSSA　29,53,97,98,114
NSAIDs　3,26,43,61,71
numerical rating scale　32

【P】
PCS　33

DMARDs　147

PDAS　22,32

【R】
RDQ　32
Ritchie articular index　80
Roland-Morris disability questionnaire　32

【S】
SDS　33
SF-36　22,32
SH 基剤　148
SNRI　28,48,52,97,98,130
SSRI　29,51,95,97,98,130,136

【T】
The Hunter Serotonin Toxicity Criteria　29
TNF　59

【V】
VAS　32,80

和文索引

【あ】
アキセチル　135
アクタリット　73,148
アザセトロン　144
アザルフィジン　148
アスピリン　60,62
アスペルガー障害　102
アセトアミノフェン　4,14,20,26,30,50,64,134,135,149
アダリムマブ　74
アナキンラ　74
アバタセプト　74

アミトリプチリン　28,47,98,121,136
アモキサピン　98
アモバン®　110,146,147
アラバ®　148
アローゼン®　146
アロキシ®　144
アンプラーグ®　122
アンペック®　142

【い】
痛みと脳　8
痛みの悪循環　41

イミプラミン　47,98
インドメタシン　62
インドメタシンファルネシル　62
インフリキシマブ　73
陰陽　152

【う】
うつ症状　13,90
ウブレチド®　146
温清飲　161

【え】
エクササイズ　83
エスタゾラム®　147

索引

エタネルセプト　74
エチゾラム　147
越婢加朮附湯　161
エトドラク　42,62,63,134,135
塩酸イトプリド　145
塩酸セルトラリン　52
塩酸モルヒネ　26

【お】
嘔気　27
黄芩　163
嘔吐　27
黄連解毒湯　161,163
オークル®　148
オーラノフィン　71,72,148
オキシコドン　50,141
オキシコンチン®　142
オキノーム®　142
瘀血　154,157
オパルモン®　25
オピオイド　4,141
オプソ®　142
オリベス®　112
温泉療法　84
オンダンセトロン®　144

【か】
海外の診療ガイドライン　2
カイトリル®　144
解離性障害　102
ガスモチン®　145
葛根湯　156,161,163
カディアン®　142
ガナトン®　145
ガバペン®　29,121
ガバペンチン　29,44,121,139
加味帰脾湯　160
加味逍遙散　159
かゆみ　27
カルバマゼピン　29,52,120,131,138
カロナール®　26,30,135
乾姜　156
緩下剤　146

寒証　152
関節注射　85
関節リウマチ　20,55,78,91,126,147
甘草　163
寒熱　152
寒痺　156

【き】
偽アルドステロン症状　163
気うつ　153
気虚　153
気血水　152
キシロカイン®　112,140
気分障害　96
気分変調性障害　98
ギャバロン®　120
虚偽性障害　104
虚実　152
虚証　152
金製剤　72,148
金チオリンゴ酸　71,72,148

【く】
クエン酸モサプリド　145
九味檳榔湯　161
グラニセトロン®　144
グランダキシン®　118
クレアチニンクリアランス　29,46
グリセリン®　146
クロナゼパム　121,138
クロミプラミン　98

【け】
桂枝加朮附湯　161
桂枝芍薬知母湯　126
桂枝茯苓丸　156,158
桂枝茯苓丸加薏苡仁　158
ケタミン　8
血虚　153
ケンエーG®　146

【こ】
抗CCP抗体陽性　67
抗うつ薬　28,159

―――, 二環系　116
―――, 三環系　14,28,46,95,97,98,136
―――, 四環系　97,98,114
抗けいれん薬　29,52,137,160
抗シトルリン抗体　58
香蘇散　160
広汎性発達障害　102
抗リウマチ薬　59,66,71,147
胡桂枝乾姜湯　161
五積散　128,156,162
牛車腎気丸　161,163
呉茱萸湯　156,161
コデインリン酸塩　14,24,26,141,143
五苓散　145,159

【さ】
サイレース®　147
サインバルタ®　29,121,137
詐病　104
サラゾスルファピリジン　72,148
サルポグレラート塩酸塩　122
酸化マグネシウム　27,146
三和桂芍知母湯　126

【し】
ジアゼパム　120
地黄　163
シオゾール®　148
視覚的アナログスケール　32
四逆散　159
ジクロフェナクナトリウム　62,135
柴胡桂枝湯　161
疾患修飾性抗リウマチ薬　66
実証　152
疾病利得　95
ジフェンヒドラミン　145
ジプロフィリン　145
自閉性障害　102
嗜癖　27
芍薬甘草湯　162
臭化ジスチグミン　146

165

修正型電気けいれん療法　97	川芎茶調散　161	デュロテップ®　26,27,143
十全大補湯　160	選択的セロトニン再取込み阻害薬	テレミンソフト®　146
消炎鎮痛薬　19	52,95,136	転換型ヒステリー　130
消化性潰瘍　25	センナ®　146	【と】
小柴胡湯　163	センノサイド®　146	桃核承気湯　158,161,163
小青竜湯　163	センノシド　27	当帰四逆加呉茱萸生姜湯　156
情動障害　40	【そ】	当帰芍薬散　159
食欲減退　27	装具療法　84	当帰湯　161
処方の工夫　7	疎経活血湯　158	統合失調症　103
シロスタゾール　124	ソセゴン®　143	疼痛生活障害評価尺度　32
侵害受容性疼痛　14,21	ゾピクロン　110,146,147	疼痛性障害　94
腎機能障害　25	ゾフラン®　144	ドグマチール®　145
鍼灸治療　84	ゾルピデム　147	トシリズマブ　69,74
神経障害性疼痛　14,22,38,136	【た】	ドネペジル　44,51
身体化障害　95	大うつ病性障害　95,96	トフィソパム　118
身体表現性障害　94	大黄（ダイオウ）　146,158,163	トラドゾン　98,116
真武湯　156,159	大建中湯　146	トラベルミン®　145
新レシカルボン®　146	タクロリムス　69,71,73	トラマール®　27,143
【す】	タムスロシン　28	トラマドール　27,50,141,143
水滞　158	炭酸水素 Na　146	トリアゾラム　147
水毒　158	ダントリウム®　120	トリアムシノロンアセトニド
睡眠障害　40,115	ダントロレン　120	65,86
睡眠導入薬　130,146	タンボコール®　140	トリプタノール®　28,121,136
数値的評価スケール　32	【ち】	トレドミン®　29
スクラルファート　63	治打撲一方　158,161	トロピセトロン　144
スティーブン・ジョンソン症候群	チトクロム P450　46,149	ドンペリドン®　145
29	中毒性表皮壊死症　29	【な】
ステロイド　59,64,86	長期的維持　35	ナウゼリン®　145
スルピリド　145	釣藤散　161	ナゼア®　144
【せ】	【つ】	ナパ®　26,30
生物学的製剤　55,73	通導散　158,163	ナボバン®　144
生物・心理・社会的疼痛症候群　2	【て】	【に】
セルシン®　120	低カリウム血症　163	二朮湯　161,163
セルトラリン　98	デカドロン®　145	ニトラゼパム　147
セレコキシブ　62,63,134,135	適応障害　106	人参湯　156
セレコックス®　26,135	デキサメタゾン　65,86,145	人参養栄湯　160
セロトーン®　144	テグレトール®　29,120,138	【ね】
セロトニン（5HT)$_3$受容体拮抗薬	デジレル®　116	熱証　152
141	デパケン®　121,138	熱痺　157
セロトニン症候群　29	デパス®　147	眠気　27
セロトニン・ノルアドレナリン再取	デュロキセチン　29,44,48,98,	【の】
込み阻害薬（SNRI）　48,136	121,137	ノイロトロピン®　25,26,43,44,

48,120,140
ノセーボ効果　30
ノバミン®　27,144
ノリトレン®　26,28,110,136
ノルアドレナリン作動性・特異的セロトニン作動性抗うつ薬　52,114,137
ノルスパン®テープ　28
ノルトリプチリン　13,26,28,47,110,136

【は】
パーソナリティ障害　100
——，境界性　101
——，反社会性　102
ハイペン®　26,135
破局的思考　12,33,41
バクロフェン　120,141
パシーフ®　142
八味地黄丸　156,161,163
パビナール®　142
パラフィン浴　81
ハルシオン®　147
ハルナール®　28
バルプロ酸ナトリウム　52,121,138
パロキセチン　52,98
パロノセトロン　144
半夏厚朴湯　160
パンテチン　146
パントシン®　146

【ひ】
ヒアルロン酸製剤　86
ピーガード®　142
ピコスルファート　27,146
ビサコジル　146
痺証　153
非ステロイド性消炎鎮痛薬　59,61,134
ビスフォスフォネート　66
ヒベルナ®　145
白虎加人参湯　157
標準プロトコール　7

表証　153
表裏　152
ピリナジン®　26,30,135

【ふ】
不安障害　106
フェノチアジン系抗精神病薬　144
フェンタニル　16,19,27,50,141
フェントス®　143
附子　128,157,158,159,162
ブシラミン　72,148
物質依存　100
物質関連障害　98
ブプレノルフィン　28,50,141,143
プリンペラン®　27,145
プルゼニド®　27,146
フルニトラゼパム　147
フルボキサミンマレイン酸塩　52,98
フルルビプロフェン　135
フルルビプロフェンアキセチル　135
フレカイニド　140
プレガバリン　4,13,16,26,29,44,110,121,139
プレタール®　124
ブレディニン®　148
プレドニゾロン　64,86
プロクロルペラジン　27,144
ブロチゾラム　147
プロトンポンプ阻害薬　62
プロメタジン　145

【へ】
ベタメタゾン　65,86
ベンザリン®　147
ペンタジン®　143
ペンタゾシン　141,143
便秘　27

【ほ】
防已黄耆湯　161
芒消　158

補中益気湯　160,162
ホットパック　81
ボルタレン®　26

【ま】
マイクロ波　82
マイスリー®　147
麻黄湯　163
麻黄附子細辛湯　161
麻杏薏甘湯　161
マグラックス®　146
マプロチリン　98
麻薬性鎮痛薬　19,50

【み】
ミアンセリン　98
ミソプロストール　63
ミゾリビン　69,73
ミルタザピン　53,98,114,137
ミルナシプラン　29,52,98

【む】
無水リン酸二水素Na　146

【め】
メキシチール®　140
メキシレチン　44,49,140
メタルカプターゼ　148
メチルプレドニゾロン　65,86
メトクロプラミド　27,145
メトトレキサート　60,71,148
メトレート®　148
メロキシカム　62
免疫抑制剤　148

【も】
モーバー®　148
モルヒネ　24,27,50,141,142
モルペス®　142

【や】
薬黄連解毒湯　157
薬物相互作用　149

【ゆ】
ユーロジン®　147

【よ】
ヨーデル®　146
薏苡仁湯　161

抑肝散　159
【ら】
ラキソベロン®　27,146
ラモセトロン　144
ランドセン®　121,138
【り】
リウマトレックス®　148
リオレサール®　120,141
裏証　153
リスパダール®　144
リスペリドン　144
リスミー®　147
リツキシマブ　74
六君子湯　160
リドーラ®　148

リドカイン　113,140
リフレックス®　114,137
リボトリール®　138
リマチル®　148
リマプロストアルファデクス　25
苓姜朮甘湯　161
リリカ®　26,29,110,121,139
リルマザホン　147
【れ】
レフルノミド　71,73,148
レペタン®　28,143
レメロン®　114,137
レンドルミンD®　147
【ろ】
ロキソニン®　26,110,135

ロキソプロフェンナトリウム
　　62,110,134,135
六味丸　161
ロピオン®　135
ロヒプノール®　147
ロフェコキシブ　64
ロベンザリットニナトリウム　71
ロルカム®　26
ロルノキシカム　62
【わ】
ワクシニアウイルス接種家兎炎症皮
　　膚抽出液　25,26,31,43,48,
　　119,140
ワルファリン　25

索引（症状、痛みの性状から）

【症状】
PIP関節を中心とした指の腫脹と疼痛　126
痛みに伴う不眠　115
下肢のむくみ　161
体が重い　158
興味または喜びの喪失　96
痙性麻痺　140
交通事故、労働災害後の慢性痛　130
こむらがえりによる睡眠障害　124
帯状疱疹後神経痛　46,48,140
手足がだるい　160
糖尿病性ニューロパチーによる痛み、しびれ　46,140
なんとも言えない重だるい痛み　158
熱により強くなった痛み　157
不定愁訴様の頑固な訴え　119
目が回る、ふらつき　118

めまいがする　158
【痛みの性状：知覚異常】
足腰のだるさ、痛み、しびれ　156
アロディニア　112,114,136
外傷や手術後の痛み　19
下半身の痛み、しびれ　161
極度の腰下肢の冷え　128
筋肉の痛み　162
中枢性疼痛　140
【痛みの性状：痛みの質】
刺すような痛み　137
ジーンとした持続痛　55
しびれ痛み　136,157
灼熱感を伴ったじりじりする痛み　110
灼熱痛、しびれ（持続する）　136
ズキンズキンとうずくような拍動痛　55
鋭く痛む　137
突き刺すような痛み　157
電気が走るように痛む　137

張り付いたような痛み　159
冷え、寒さに起因した痛み　156
冷えと腰痛　128
ビリビリした痛み　49
へばりついたような痛み　159
焼けつくように痛む　136
【痛みの性状：強弱】
胸部の締めつけ感　120
締めつけられるように痛む　136
耐え難い自発痛（右大腿側面〜前面）　112
【痛みの性状：発現する時間パターン】
仕事の忙しい時期に増悪する腰痛　117
体動時の腰痛　14
ビリビリ、ジンジンする焼け火鉢で刺されるような痛み（夜間、就眠前安静時）　120
昼は軽く、夜間増強する痛み　157

長引く・頑固な・つらい痛みの薬物療法 2011：運動器編

2011年5月1日　第1版第1刷
2011年7月1日　第1版第2刷Ⓒ

編　　　集	米延策雄　菊地臣一　柴田政彦
発 行 人	三輪　敏
発 行 所	株式会社シービーアール
	〒113-0033　東京都文京区本郷 2-3-15
	☎ 03-5840-7561　Fax 03-3816-5630
	E-mail　community_based_reha@ace.ocn.ne.jp
	Home-page　http：//www.cbr-pub.com
	ISBN 978-4-902470-72-7　C3047
	定価は裏表紙に表示
印 刷 製 本	三報社印刷株式会社

本書の内容の無断複写・複製・転載は，著作権・出版権の侵害となることがありますのでご注意ください．

JCOPY　<（社）出版者著作権管理機構　委託出版物>

本書の無断複写は著作権法上での例外を除き禁じられています．複写される場合は，そのつど事前に，（社）出版者著作権管理機構（電話 03-3513-6969，FAX 03-3513-6979，e-mail: info@jcopy.or.jp）の許諾を得てください．